MELANIE WENZEL

MORINGA

Gesund und schön mit dem Nährstoffwunder

THEORIE

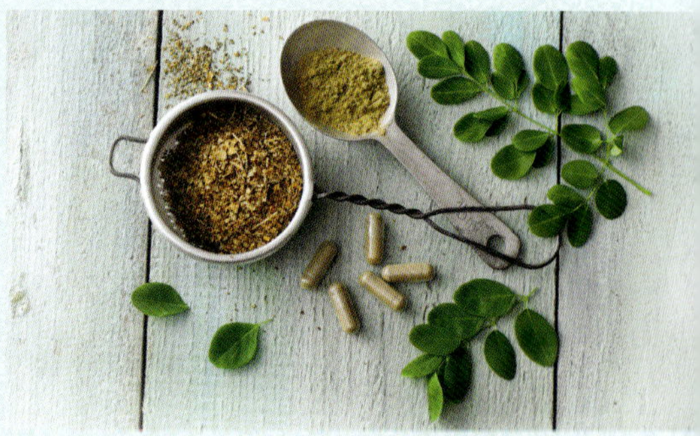

PRAXIS

MORINGAREZEPTE FÜR JEDEN TAG 59

SERVICE

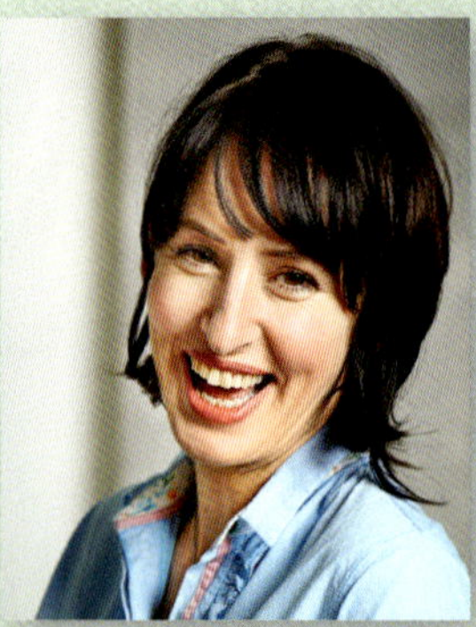

MELANIE WENZEL

ist Heilpraktikerin und Moringaexpertin

»Wenn ich auf eine einsame Insel gehen würde und nur ein Heilkraut mitnehmen könnte, dann wäre es Moringa.«

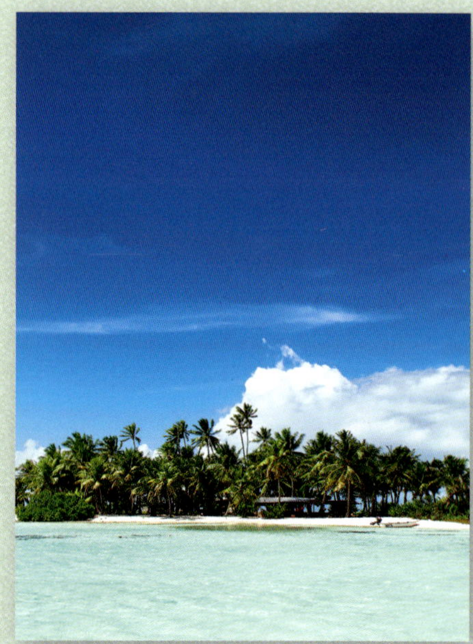

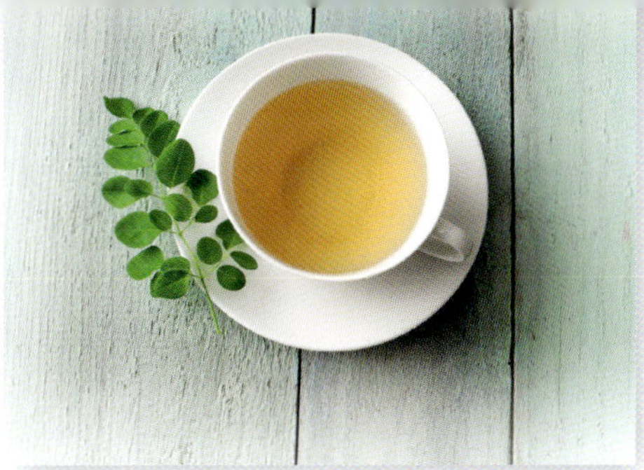

EIN WORT ZUVOR

Kann man als Kräuterexpertin ein Lieblingskraut haben? Wohl eher nicht, denn es gibt so viele tolle Kräuter mit ganz unterschiedlichen Wirkungsweisen und Anwendungsgebieten. Darum dürfte die Wahl sehr schwerfallen. Und doch gibt es Wunder der Natur, die selbst mich ehrfürchtig werden lassen.

Vor einiger Zeit erzählte mir die Friseurin meiner Mutter, dass sie ohne den Wunderbaum Moringa, der in ihrer Heimat Ghana wächst, nicht mehr in diesem Salon stehen würde. Sie litt unter schwerem Rheuma und durch die entzündeten Fingergelenke konnte sie nicht mehr arbeiten. Bis ihr das Heilkraut aus ihrer Heimat wieder einfiel: Heute ist Baaba kerngesund. Damals schrieb ich mir den Namen der Pflanze »Moringa« auf die Hand, um sie zuhause zu googeln. Bereits nach einer kurzen Recherche war ich gefangen von dieser außergewöhnlichen Pflanze. Es gab so viele Wirkungsbereiche, so viele Einsatzmöglichkeiten, so viele Wirkstoffe, wie ich es bei keiner anderen Pflanze je gesehen hatte. Und nicht nur, dass sie uns in den Industrieländern bei allen möglichen Krankheiten helfen kann, fasziniert war ich auch davon, dass Entwicklungsländer enorm von Moringa profitieren können. Der anspruchslose Baum braucht kaum Wasser, wächst sehr schnell und ist äußerst nährstoffreich. Mit Moringa können wir die Welt ein bisschen besser machen.

Auf die Frage, ob ich als Kräuterexpertin einen Liebling haben könne, gibt es für mich darum nur eine Antwort: Moringa! Wie die Lehrerin den Musterschüler lieben muss, so ist mir Moringa mit seiner Einzigartigkeit ans Herz gewachsen. Folgen Sie mir in die Welt von Moringa, um zu verstehen, was die Pflanze so besonders macht.

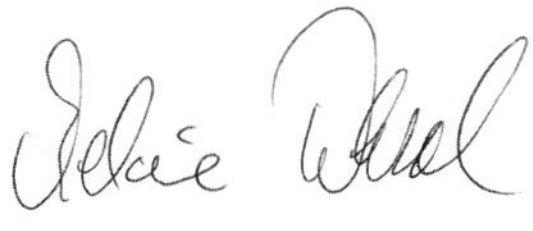

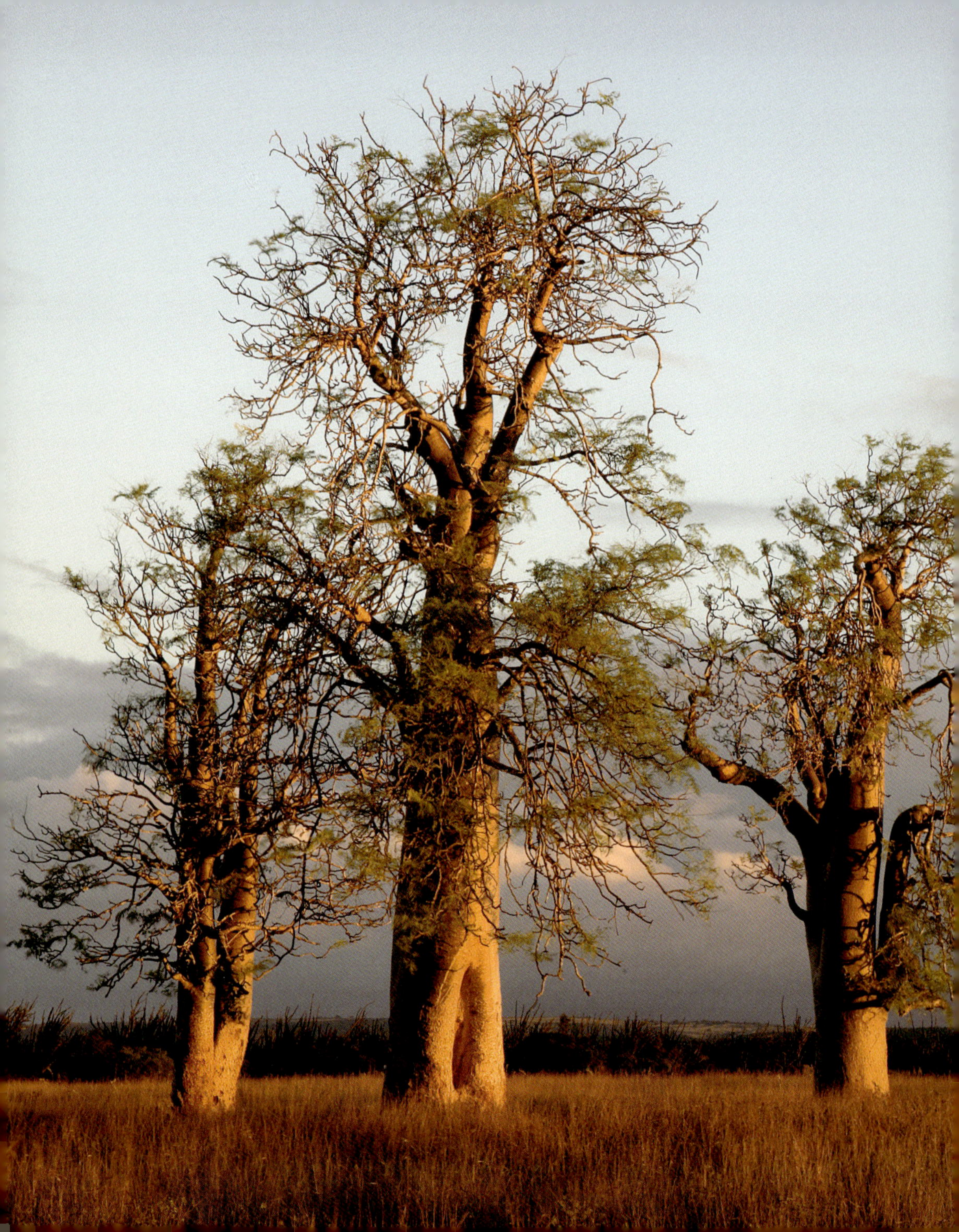

DAS GEHEIMNIS DES WUNDERBAUMS MORINGA

MORINGA IST IN INDIEN UND ÄGYPTEN SEIT JAHRTAUSENDEN EIN BELIEBTES HEILMITTEL. HEUTE ENTDECKEN AUCH BEI UNS IMMER MEHR MENSCHEN DIE NATÜRLICHE KRAFT DES WUNDERBAUMS UND NUTZEN IHN FÜR GESUNDHEIT, SCHÖNHEIT UND WOHLBEFINDEN.

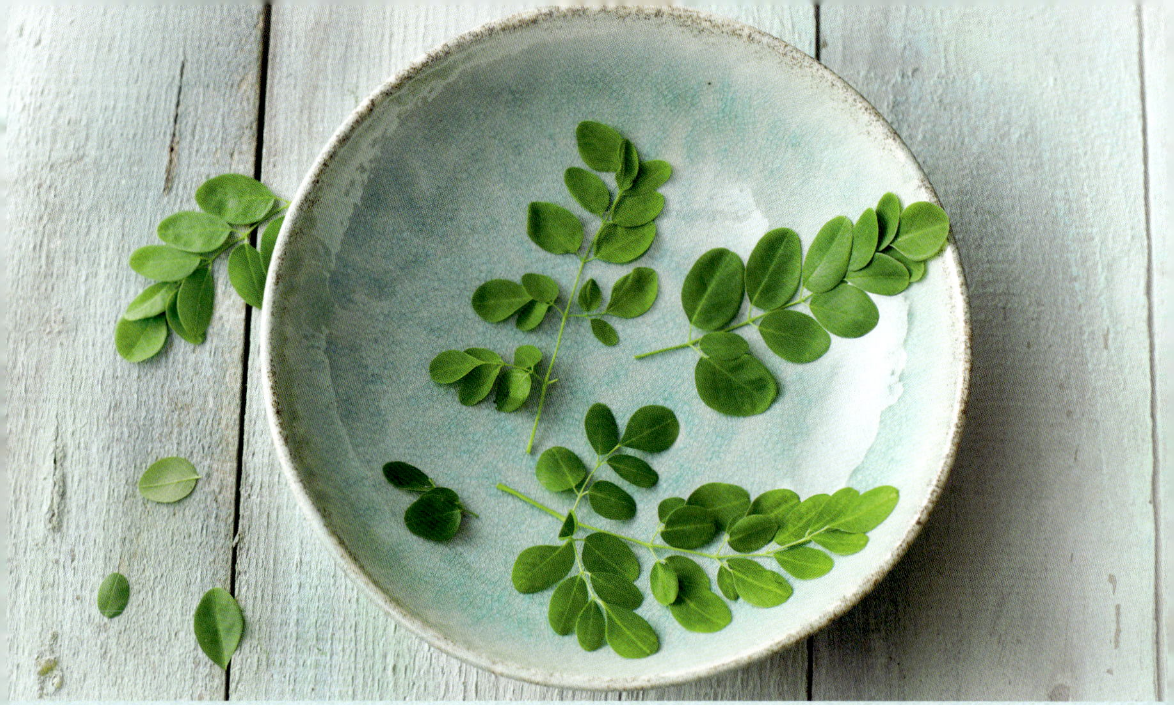

GESUND UND FIT MIT MORINGA

»Moringa – spielt der nicht bei Real Madrid?«, fragte mich einst Guido Cantz in der NDR Talk Show, als der Name das erste Mal fiel. Nicht ganz, es ist die nährstoffreichste Pflanze auf dieser Erde.

Moringa oleifera hat viele Namen: Meerrettichbaum, Behenbaum, Trommelstockbaum und Wunderbaum, um nur einige wenige zu nennen. Die Pflanze gehört zur Familie der Bennussgewächse und kommt ursprünglich aus der Himalaya-Region. Bereits über 1000 Jahre vor unserer Zeitrechnung wurde Moringa in indischen Schriften erwähnt. Auch die alten Ägypter zeichneten schon 2000 Jahre vor Christus auf, wie sie das Moringaöl als Schönheitsmittel für Haut und Haare anwendeten. Heutzutage findet man diesen Baum in vielen Ländern Afrikas, Asiens und Südamerikas, in denen ein tropisches oder subtropisches Klima herrscht.

Weit mehr als ein Mythos

Man sollte doch meinen, dass sich um eine so alte Pflanze Legenden ranken, aber wundersame Fabeln, in denen die Prinzessin durch die Gabe von Moringa von ihrem Fluch entfesselt wird, sucht man vergeblich. Die Geschichte der Pflanze ist ausschließlich mit einzigartigen Heilungsgeschichten gepflastert: Moringa soll dank seiner unzähligen Nährstoffe über 300 Krankheiten lindern und heilen. Der wohl berühmteste Fan des Wunderbaums ist Fidel Castro. Es wird gemunkelt, dass er durch Moringa von einer schweren Krankheit geheilt wurde.

Der Wunderbaum

Der Moringabaum fällt durch sein schnelles Wachstum auf. So erreicht er, unter günstigen Bedingungen, im ersten Jahr eine Höhe von bis zu 8 Metern. Dabei ist der Stamm anfangs relativ dünn, kann sich aber später flaschenartig verdicken. Der Baum trägt viele sich verzweigende Äste mit den typischen zwei- bis dreifach gefiederten Blättern. Sie sind oval und etwa 1 bis 2 cm lang. Die essbaren Blüten, die sich das ganze Jahr über bilden, sind 2 bis 3 cm groß, cremeweiß und verbreiten einen angenehmen, veilchenartigen Geruch. Die Früchte können bei einer Breite von nur 2 cm eine Länge von bis zu 70 cm erreichen. Sie tragen die Samen in sich, aus denen Moringaöl hergestellt wird.

Anspruchslos und äußerst widerstandsfähig

Der Moringabaum braucht sehr, sehr wenig. Seine Robustheit ist wirklich außergewöhnlich und er ist so anspruchslos, dass er sogar in extrem trockenen Gebieten wachsen kann. Er benötigt keinen Dünger und auch Schädlinge und Krankheiten können ihm nichts anhaben. Wärme und Licht sind die einzigen Bedingungen, die erfüllt sein müssen, damit dieser Baum gedeiht.
Das Einzige, worauf der Baum wirklich empfindlich reagiert, sind Kälte und Staunässe, weshalb es meist etwas schwierig ist, ihn in unseren Breitengraden anzupflanzen. Sollten Sie dennoch einen Versuch wagen wollen, Moringa bei sich heimisch zu machen, finden Sie auf Seite 22 eine Schritt-für-Schritt-Anleitung. Die frischen Blätter eines eigenen Bäumchens können Sie zum Beispiel im Salat essen.

INFO

DER FEINE UNTERSCHIED

Achten Sie bei Moringaprodukten darauf, dass die Bezeichnung »Moringa oleifera« vermerkt ist, denn es gibt noch zwölf weitere Arten von Moringa. Die anderen besitzen allerdings nicht annähernd die Heilkraft, die Ihnen Moringa oleifera bieten kann.

VON DER WURZEL BIS ZUM BLATT

Außergewöhnlich ist, dass sämtliche Bestandteile des Moringabaums verwendet werden können und eine Heilwirkung haben. Ob Früchte oder Rinde – alles verfügt über ein besonderes Aufgabengebiet.

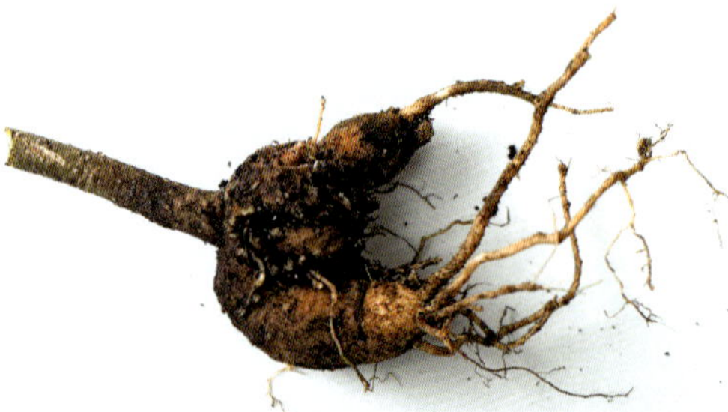

DIE WURZEL

Sie besitzt eine hohe Konzentration an Senfölglykosiden, die ihr einen scharfen, meerrettichartigen Geschmack verleihen und die wie ihr europäischer Verwandter antibiotische Fähigkeiten haben. Die Wurzel kann innerlich und äußerlich angewendet werden und wird zum Beispiel traditionell bei Zahnfleischentzündungen gekaut. Als Brei legt man sie bei entzündlichen Gelenkbeschwerden oder schlecht heilenden Wunden auf. In hoher Konzentration hat die Wurzel eine abtreibende Wirkung. Also Vorsicht, sie ist auf keinen Fall für Schwangere geeignet! Die Wurzel ist als Pulver, Saft oder, wo der Moringabaum wächst, auch frisch erhältlich.

DIE RINDE

Der Moringabaum produziert, wenn man die Rinde angestochen hat, das sogenannte Rindengummi. Es wird medizinisch bei Magen-, Zahn- und Ohrenschmerzen angewendet. Außerdem wird es traditionell zur Herstellung von Kordeln und Seilen genutzt. Achtung: Auch die Rinde hat eine abtreibende Wirkung und sollte nicht von Schwangeren eingenommen werden!

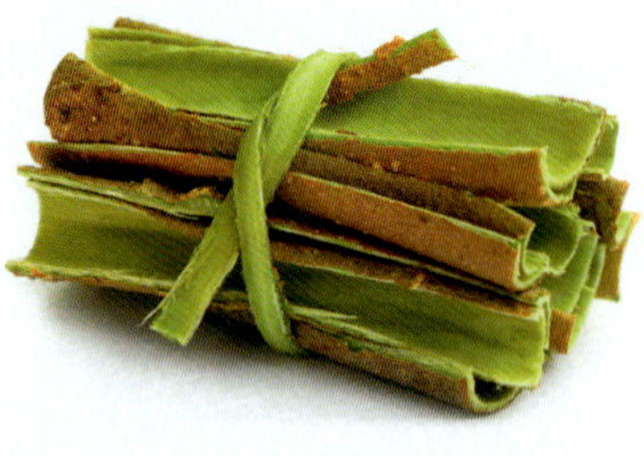

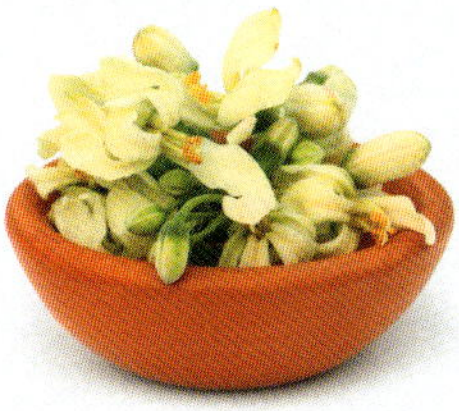

DIE BLÜTE

Die essbaren Blüten können meist das ganze Jahr über geerntet werden. Man kann sie als dekorative Beigabe über einen Salat streuen oder mit kochendem Wasser als Tee aufbrühen. Die einheimischen Bienen stellen aus dem Nektar der Blüten Moringahonig her.

DIE FRUCHT

Die Früchte des Moringabaums erinnern im Geschmack stark an Spargel. Man isst sie, wie bei uns die Stangenbohnen, gekocht, gedünstet oder gedämpft. Wegen ihres hohen Eiweißgehalts sind sie unseren Bohnen ähnlich, wobei sie deren Mineraliengehalt übertreffen. Beim Vitamin-C-Gehalt hängen sie sogar locker die Orange ab. Auffällig ist der hohe Kupfergehalt der Früchte. Dieses Spurenelement ist an der Bildung der roten Blutkörperchen beteiligt, stärkt das Immunsystem, fördert die Wundheilung und verbessert die Aufnahme von Eisen im Körper.

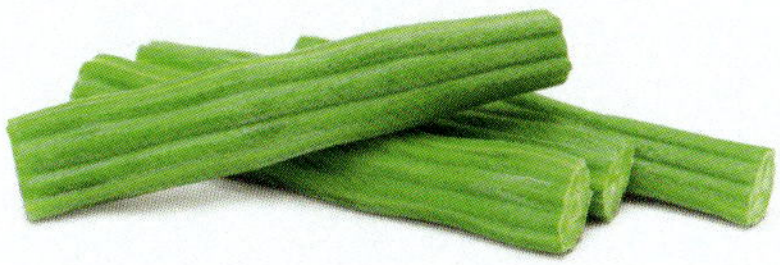

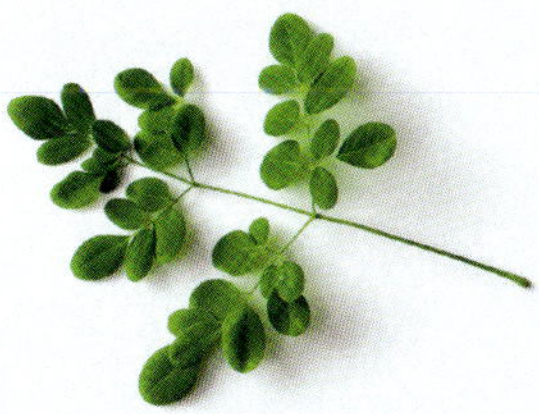

DAS BLATT

Bei uns werden die Blätter am häufigsten verwendet, weil darin die meisten Vitalstoffe stecken. Sie werden roh oder gekocht gegessen oder man trocknet sie und mahlt sie zu Pulver. Aus den getrockneten, grob geschnittenen Blättern wird der Tee gemacht.

DIE SAMEN

Sie befinden sich in den Früchten und können roh, geröstet oder gekocht verzehrt werden. Außergewöhnlich ist ihre starke bakterientötende Eigenschaft. Aus den Samen wird das Moringaöl hergestellt.

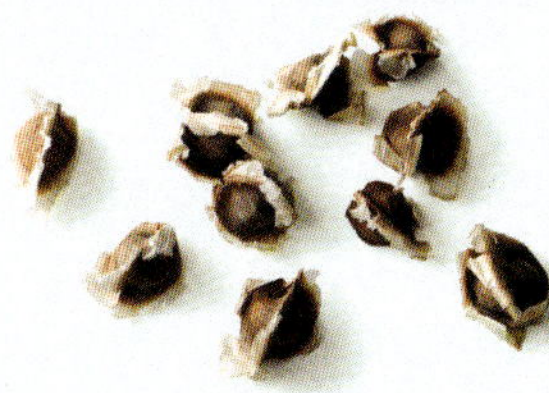

Sekundäre Pflanzenstoffe

Schauen wir uns doch mal genauer an, welche Wirkstoffe der Wunderbaum enthält. Keine Sorge, jetzt kommt keine trockene Aneinanderreihung von lateinischen Fachbegriffen. Ich verspreche, dass ich es kurz und spannend halte.

Zuerst zu den sekundären Pflanzenstoffen: Sekundär klingt so zweitrangig, aber damit hat der Name eigentlich überhaupt nichts zu tun. Der Begriff bezieht sich vielmehr auf den Stoffwechsel einer Pflanze: Dabei wird unterschieden zwischen dem primären Stoffwechsel, der der Ernährung und dem Wachstum einer Pflanze dient, und eben dem sekundären Stoffwechsel, der wiederum für den Schutz einer Pflanze zuständig ist. Sekundäre Pflanzenstoffe schützen also die Pflanze vor Schädlingen und Krankheiten. Oft verleihen sie der Pflanze auch ihren typischen Geruch oder Geschmack. Es gibt nur eine grobe Schätzung, wie viele dieser Stoffe es gibt, und sie schwankt zwischen 20 000 und 100 000. An dieser ungenauen Zahl erkennt man schon, dass die Wissenschaft diese Stoffe zwar für sich entdeckt hat, aber entschlüsselt hat sie sie noch lange nicht. Gleichwohl ist das Interesse der Pharmakonzerne an den sekundären Pflanzenstoffen sehr groß, stehen diese Stoffe doch im Verdacht, das Immunsystem zu stärken, es vor Pilzen, Bakterien und Viren zu schützen, außerdem Krebs zu verhindern, den Blutzucker und den Blutdruck zu senken, Arteriosklerose vorzubeugen und freie Radikale zu fangen.

Dementsprechend wurde viel geforscht und so hat man einzelne sekundäre Pflanzenstoffe isoliert, um dann festzustellen, dass sie

INFO

MORINGAS SEKUNDÄRE PFLANZENSTOFFE

Moringa enthält eine außergewöhnlich hohe Anzahl sekundärer Pflanzenstoffe: Anthocyanidin, Kaempferol, Quercetin, Isorhamnetin, Betacarotin, Lutein, Zeaxanthin, Chlorophyll, Tannin, Gallussäure, Ferulasäure, Ellagsäure, Chlorogensäure, Caffeoylchinasäure, Beta-Sitostanol, Campesterol, Stigmasterol, Glykosinolate, Saponine, Terpene und Zeatin. Das waren jetzt aber doch viele lateinische Begriffe! Um es nochmals zusammenzufassen: Sekundäre Pflanzenstoffe unterstützen das Immunsystem, fangen freie Radikale, töten Bakterien und Viren, senken das »schlechte« Cholesterin und halten den Darm fit.

ihre Wirkkraft verlieren. Dadurch weiß man immerhin, dass sie im Wirkstoffkomplex aufgenommen werden müssen und nicht (zumindest noch nicht) synthetisch hergestellt werden können.

Antioxidantien

Jeder, der sich auch nur ein bisschen für das Thema Gesundheit interessiert, hat den Begriff schon einmal gehört: freie Radikale. Das klingt für Sie nach halbstarken Jugendlichen? Da liegen Sie gar nicht mal so falsch. Freie Radikale sind aggressive Sauerstoffverbindungen, die in unserem Stoffwechsel entstehen, wenn wir oxidativem Stress, wie zum Beispiel Umweltgiften oder UV-Strahlung, ausgesetzt sind. Sie tragen nur ein Elektron statt zwei und setzen alles daran, ein zweites Elektron von einer Zelle zu rauben. So attackieren sie gesunde Zellen, etwa Immunzellen oder Zellen der DNA, um an das fehlende Elektron zu kommen.

Freie Radikale begünstigen Erkrankungen

Durch den Schaden, den sie anrichten, stehen freie Radikale im Verdacht, zu vielen Krankheiten beizutragen. Dazu zählen unter anderem Bluthochdruck, Arteriosklerose, Demenz, Colitis und Diabetes mellitus. Auch Erkrankungen wie Krebs, Rheuma, Morbus Alzheimer und Morbus Parkinson sowie Multiple Sklerose gehören dazu.

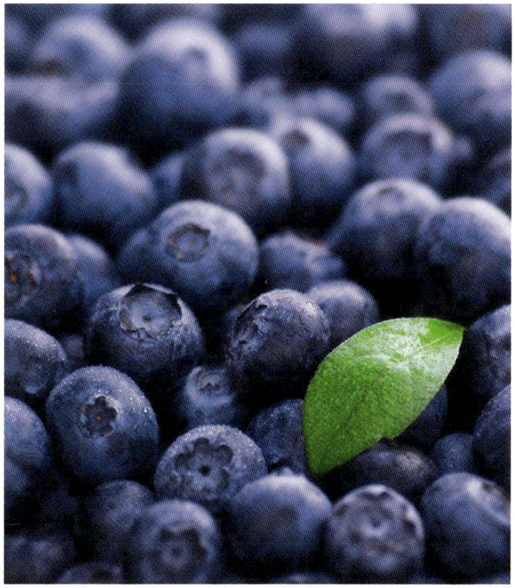

Antioxidantien stecken vor allem in Obst und Gemüse, also greifen Sie zu.

Die Gesundheitspolizei

Doch die Natur hat eine Waffe gegen freie Radikale: die Antioxidantien. Sie sind die »guten Cops«, die den freien Radikalen freiwillig ihr fehlendes Elektron geben und sie so unschädlich machen, ohne selbst zum freien Radikal zu werden. Sie stecken in Pflanzen, Obst und Gemüse. Darum sollte man die Lebensmittel wählen, die eine möglichst große »Polizeitruppe« haben. Der ORAC-Wert (Oxygen Radical Absorbance Capacity) gibt an, wie viele freie Radikale ein Lebensmittel unschädlich machen kann. Man sollte täglich 3000–7000 ORAC-Einheiten zu sich nehmen.

ORAC-WERTE IM VERGLEICH

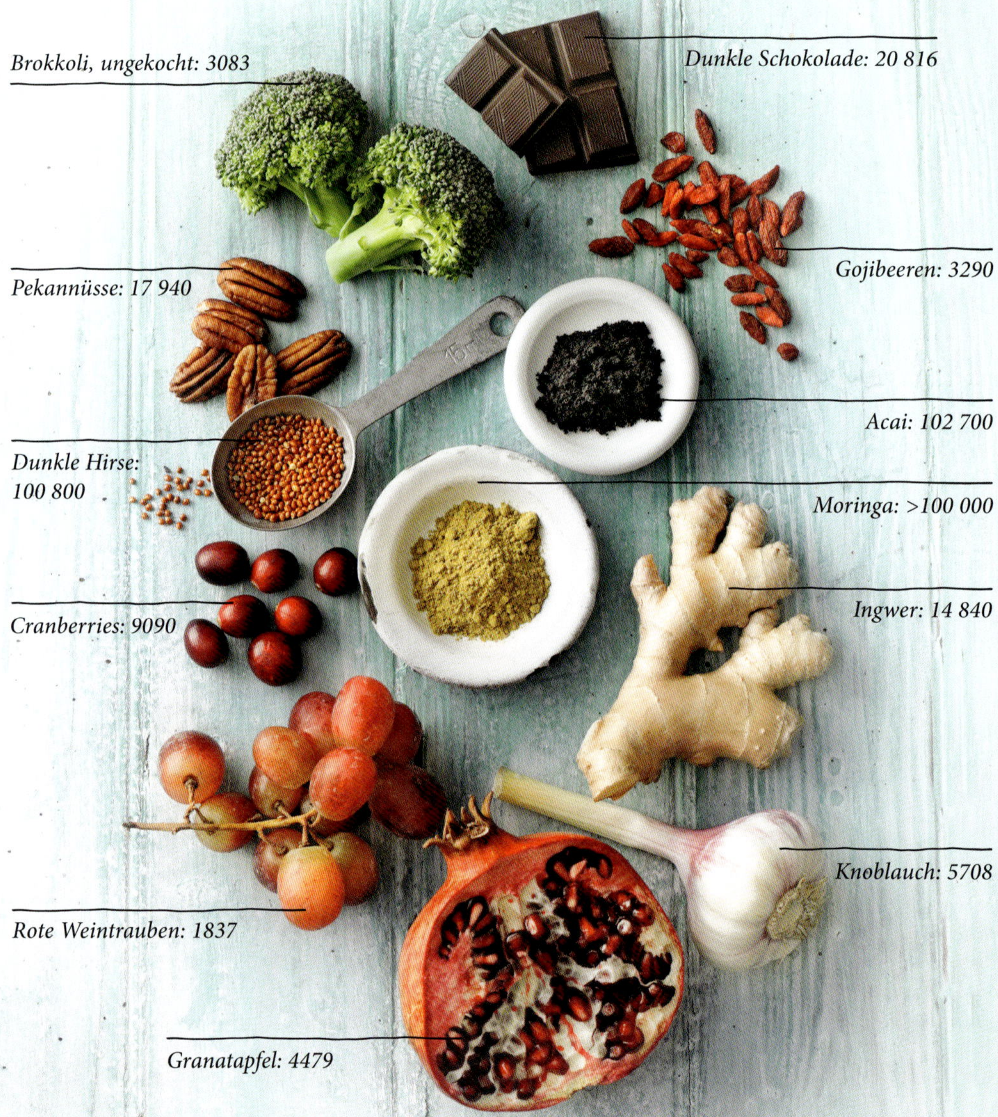
Brokkoli, ungekocht: 3083
Dunkle Schokolade: 20 816
Gojibeeren: 3290
Pekannüsse: 17 940
Acai: 102 700
Dunkle Hirse:
100 800
Moringa: >100 000
Ingwer: 14 840
Cranberries: 9090
Knoblauch: 5708
Rote Weintrauben: 1837
Granatapfel: 4479

Bitter- und Scharfstoffe

Jeder, der Moringablattpulver schon einmal probiert hat, weiß, dass es nicht sein Geschmack ist, der diesen Baum so berühmt gemacht hat. Bitter und Scharf schmeicheln unseren Geschmacksnerven nicht gerade und das hat ernährungsgeschichtlich auch seine guten Gründe. Extrem bitterer Geschmack war oft ein Warnzeichen für die Giftigkeit einer Pflanze.
Wissenschaftliche Studien haben bewiesen, dass Bitterstoffe erhebliche Auswirkungen auf das Hunger-Sättigungs-Gefühl und auch auf den Fettstoffwechsel haben. Probanden, die ihre Mahlzeiten mit einem bitteren Wildgemüse-Produkt anreicherten, nahmen ab, ohne sich sonst an irgendeine Diät halten zu müssen.

Mein Motto, wenn es um natürliches Abnehmen geht: Scharf macht schlank!

Die Senföle, die für die Schärfe verantwortlich sind, stimulieren die Verdauung, bringen Fettzellen zum Schmelzen und reduzieren sogar das »schlechte« Cholesterin LDL im Blut. Und schon schmeckt das Moringablattpulver gar nicht mehr so bitter, oder? Man muss sich nur die Vorteile vor Augen halten. Für sensible Geschmacksnerven sind im Rezeptteil viele »sanfte« Moringagerichte.

Proteine

Proteine sind Eiweiße, falls Ihnen der Begriff geläufiger ist. Sie sind aufgebaut aus unterschiedlich langen Ketten von Aminosäuren. Der Wissenschaft sind 22 unterschiedliche Aminosäuren bekannt (eigentlich 24, aber die letzten beiden entdeckten Aminosäuren sind extrem selten). Acht davon kann der Körper nicht selbst herstellen, sie müssen also mit der Nahrung aufgenommen werden. Sie heißen essentielle Aminosäuren.
Es handelt sich dabei um Lysin, Threonin, Tryptophan und Phenylalanin sowie Methionin, Leucin, Isoleucin und Valin.

Was bewirken Aminosäuren?

Aminosäuren sind der wichtigste Baustoff unseres Körpers. Sie werden benötigt beim Aufbau von Haut, Bindegewebe sowie Knochen und bilden Antikörper für das Immunsystem. Außerdem liefern Aminosäuren dem Körper Energie und sind zudem am Zellstoffwechsel beteiligt.
Ähnlich wie bei Legobausteinen kann der Körper die Aminosäuren unterschiedlich zusammensetzen und mit ihnen das »bauen«, was er gerade braucht. So werden daraus Enzyme und Hormone, wie zum Beispiel das Insulin, oder auch Neurotransmitter, wie

Serotonin oder Dopamin, gebaut. Auf diese Weise haben die Aminosäuren unter anderem einen Einfluss auf unser Immunsystem, unseren Blutzuckerspiegel, unsere Stimmungslage sowie unseren Schlaf.

Eine optimale Versorgung mit Aminosäuren

Als Grundbaustein sind Aminosäuren also unerlässlich für den reibungslosen Ablauf unseres Immunsystems, für Haut und Nägel, für einen stabilen Blutzuckerspiegel, für die Konzentration und vieles mehr. Fehlen auch nur wenige Aminosäuren, so wird die Arbeit der vorhandenen Aminosäuren gehemmt. Werden dem Körper zu viele Aminosäuren zugeführt, scheidet er sie wieder aus. Vielleicht werden Sie nun denken: »Kein Problem, dann esse ich eben viel Fleisch.« In dem Fall muss ich Sie enttäuschen. Wegen des enthaltenen Cholesterins und der hohen Purinwerte, die den Körper übersäuern und den Harnsäurewert ansteigen lassen, kann das tierische Eiweiß leider nicht mit dem pflanzlichen Eiweiß konkurrieren. In Moringablattpulver sind außerdem 18 von 22 bekannten Aminosäuren vorhanden, und somit weit mehr als im Fleisch.

INFO

DIE GÄNGIGEN AMINOSÄUREN

Moringa enthält neben einer erheblichen Menge auch eine große Bandbreite an Aminosäuren: Von den 22 bekannten enthält es 18, die in der Tabelle grün markiert sind. So versorgt das Superfood den Körper mit allen wichtigen Baustoffen, die er benötigt.

Alanin	• (grün)	Lysin	• (grün)
Arginin	• (grün)	Methionin	• (grün)
Asparagin	• (rot)	Phenylalanin	• (grün)
Asparaginsäure	• (grün)	Prolin	• (grün)
Cystein	• (grün)	Pyrrolysin	• (rot)
Glutamin	• (rot)	Selenocystein	• (rot)
Glutaminsäure	• (grün)	Serin	• (grün)
Glycin	• (grün)	Threonin	• (grün)
Histidin	• (grün)	Tryptophan	• (grün)
Isoleucin	• (grün)	Tyrosin	• (grün)
Leucin	• (grün)	Valin	• (grün)

Gesunde Fettsäuren

Vielleicht kommen Sie zu einem anderen Schluss, wenn Sie auf die Röllchen an Ihren Hüften schauen, aber das täuscht: Ihr Körper braucht Fett! Aber nicht irgendein Fett, sondern essentielle Fettsäuren, also solche, die der Körper nicht selbst herstellen kann und die mit der Nahrung aufgenommen werden müssen. Diese mehrfach ungesättigten Fettsäuren, die auch als »gute Fette« bezeichnet werden, sorgen für elastische Zellmembranen, schützen vor Herz- und Gefäßerkrankungen und wirken entzündungshemmend. Es gibt zwei wichtige Sorten mehrfach ungesättigter Fettsäuren: Omega-3- und Omega-6-Fettsäuren. Fehlen sie in der Nahrung, können Wachstumsstörungen, Infektionsanfälligkeit, Muskelschwäche und schlechte Wundheilung die Folge sein.

Jäger und Sammler: Viel Fisch, wenig Getreide

Als die menschliche Rasse noch aus Jägern und Sammlern bestand und sich der Mensch in der Nähe von Gewässern niederließ, wies seine Nahrung ein ausgewogenes Verhältnis an Fettsäuren auf. Der Mensch fing viele Kaltwasserfische, die reich an Omega-3-Fettsäuren sind, und aß noch keine so große Menge an Getreideprodukten, die reich an Omega-6-Fettsäuren sind, wie wir heutzutage. Damals lag das Verhältnis von Omega-3- zu Omega-6-Fettsäuren ungefähr bei 1 : 1.

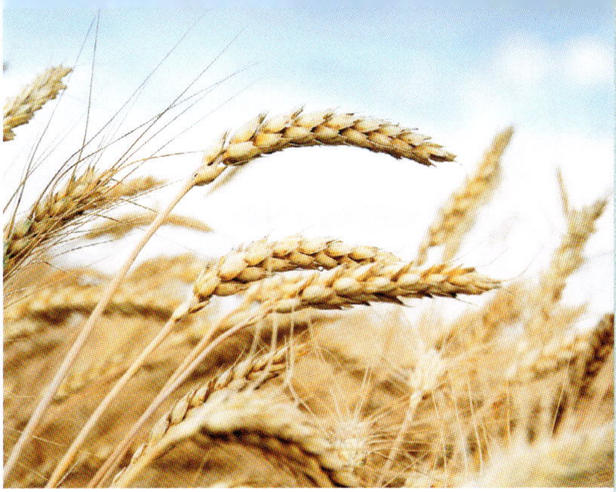

Heutzutage essen wir viel zu viel Getreide. Dabei kommen die Omega-3-Fettsäuren zu kurz.

Unsere moderne Ernährung

Heutzutage ist das Fettsäuren-Verhältnis durch unsere getreidelastige Ernährung und die häufige Verwendung von Sonnenblumen- und Distelöl auf bis zu 25 : 1 zu Lasten der Omega-3-Fettsäuren gekippt. Optimal wäre aber ein Verhältnis von drei- bis fünfmal so viel Omega-3-Fettsäuren zu einem Teil Omega-6-Fettsäuren, also mindestens 1 : 3, besser 1 : 5. Es gilt also, Ihr »Omega-3-Konto« aufzufüllen und mehr Omega-3-Fettsäuren aufzunehmen.
Um mehr Omega-3-Fettsäuren aufzunehmen, können Sie entweder auf Lebensmittel wie Raps-, Walnuss- und nicht erhitztes Leinöl oder fetten Seefisch wie Makrele, Lachs und Thunfisch zurückgreifen oder aber auf Moringa umsteigen, das Sie mit sechsmal mehr Omega-3- als Omega-6-Fettsäuren versorgt. Auf diese Weise kann es einen entscheidenden Beitrag dazu leisten, Ihr »Omega-3-Konto« aufzustocken.

Mineralstoffe

Moringa enthält eine große Bandbreite an Mineralstoffen, anorganischen Substanzen, die der Körper nicht produzieren kann und die darum über die Nahrung aufgenommen werden müssen. Es wird unterschieden zwischen Mengen- und Spurenelementen. Der Anteil an Mengenelementen liegt bei über 50 mg pro Kilogramm Körpergewicht, während Spurenelemente, wie der Name schon sagt, nur in sehr geringer Konzentration im Körper vorhanden sind, nämlich weniger als 50 mg pro Kilogramm Körpergewicht.
Das Besondere aber ist nicht, dass Moringa einfach viele einzelne Mineralstoffe enthält, sondern gerade die Kombination aus diesen Mineralstoffen und den sekundären Pflanzenstoffen macht den enormen Mehrwert gegenüber isolierten Nährstoffen aus.

Spurenelemente

Chrom: Stabilisiert den Blutzuckerspiegel, unterstützt die Schilddrüsenfunktion und bildet körpereigene Eiweiße
Cobalt: Bestandteil des Vitamins B_{12} und somit lebensnotwendig, aktiviert Folsäure, wird zur Herstellung der DNA gebraucht
Eisen: Wird zum Aufbau von Hämoglobin gebraucht, wichtig für den Sauerstofftransport im Blut, hilft dem Immunsystem bei der Bekämpfung von Erregern
Fluor: Sorgt für die Festigkeit von Knochen und Zähnen
Jod: Wird für die Produktion der Schilddrüsenhormone benötigt
Kupfer: Erleichtert die Aufnahme von Eisen, stärkt das Immunsystem im Kampf gegen Erreger und Bakterien, wirkt wundheilend, ist am Aufbau von Knochen, Haut und Haar beteiligt
Mangan: Ist an der Bildung zahlreicher Enzyme beteiligt und beeinflusst dadurch die Herstellung von Insulin sowie Schilddrüsen- und Sexualhormonen, ist an der Blutgerinnung beteiligt
Molybdän: Aktiviert Enzyme, die den Alkoholabbau fördern, schützt gegen Allergien, stärkt das Immunsystem, baut Harnsäure ab
Selen: Aktiviert die Schilddrüsenhormone, stärkt das Immunsystem, fördert die Fruchtbarkeit bei Männern, schützt die Zellen vor Entartung und somit vor Krebs, schützt die Entgiftungsorgane
Silicium: Ist für die Festigkeit und Elastizität von Knochen, Haut, Bindegewebe und Blutgefäßen verantwortlich, stärkt das Abwehrsystem und fördert die Wundheilung
Vanadium: Ist am Fett- und Kohlenhydratstoffwechsel beteiligt und wirkt sich positiv bei Diabetes mellitus aus
Zink: Ist als Enzym an über 100 verschiedenen Geschehen beteiligt, zum Beispiel an der Bildung der Schilddrüsenhormone, des Insulins und des Wachstumshormons, an der Immunabwehr und am Schutz der Zellen, außerdem am Alkoholabbau sowie an der Heilung von Wunden

MENGENELEMENTE

Moringa versorgt auch bestens mit Mengenelementen. Zusammen mit den Spurenlementen erfüllen sie lebenswichtige Aufgaben in unserem Körper: Sie regulieren, bauen auf, festigen und schützen. Echte Multitalente!

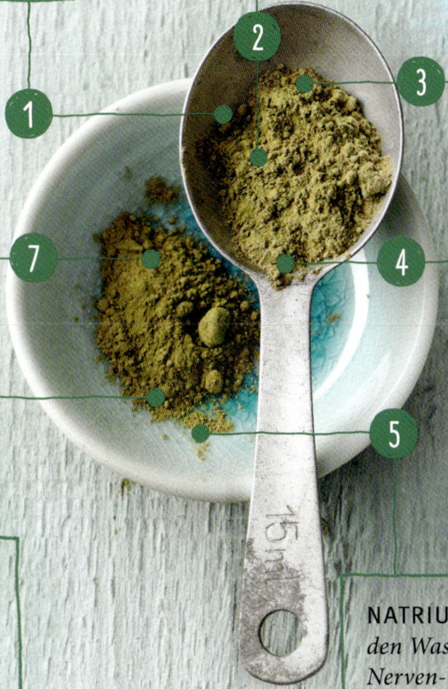

CALCIUM: *Aufbau von Knochen, Zähnen und Bindegewebe.*

CHLOR: *Bestandteil der Magensäure, hält die elektrische Ladung zwischen den Zellen aufrecht.*

KALIUM: *Reguliert den pH-Wert der Zelle sowie den Wasserhaushalt, Übertragung von Nerven- und Muskelreizen.*

SCHWEFEL: *Wichtiger Stoff, aus dem zum Beispiel viele Aminosäuren gebaut werden.*

MAGNESIUM: *Schirmt Stresshormone ab, reguliert den pH-Wert, Aufbau von Knochen, beteiligt am Energiestoffwechsel, Enzym-, Nerven- und Muskelfunktionen.*

PHOSPHOR: *Aufbau der Knochen und Zähne.*

NATRIUM: *Reguliert den Wasserhaushalt, Nerven- und Muskelfunktionen.*

Vitamine

Alle Prozesse im Körper sind auf Vitamine angewiesen. Leider sind Vitamine die Mimosen unter den Nährstoffen. Sie verzeihen keine langen Lagerzeiten und keine starke Erwärmung. Dazu kommt, dass unser Obst und Gemüse durch ausgelaugte, überdüngte Böden und lange Transportwege nur noch einen Bruchteil seiner Vitamine enthält.

Fettlösliche Vitamine

Vitamin A (Retinol): Sehkraft, Hauterneuerung, Zellwachstum
Vitamin D (Cholecalciferol): Fördert die Calcium-Aufnahme
Vitamin E (Tocopherole): Fängt freie Radikale und stärkt das Immunsystem, hemmt entzündliche Prozesse und hilft außerdem bei der Zellerneuerung
Vitamine K_1 und K_2: Sind an der Blutgerinnung beteiligt

Wasserlösliche Vitamine

Vitamin B_1 (Thiamin): Für Schilddrüse und Nerven, am Stoffwechsel beteiligt
Vitamin B_2 (Riboflavin): Fördert die Merkfähigkeit und Konzentration
Vitamin B_3 (Niacin): Fängt freie Radikale, stabilisiert den Blutzuckerspiegel, verwertet Fett, Eiweiß und Kohlenhydrate
Vitamin B_5 (Pantothensäure): Fördert die Wundheilung und die Immunabwehr
Vitamin B_6 (Pyridoxin): Reguliert den Hormonhaushalt, schützt die Nerven
Vitamin B_7 (Biotin): Wirkt gegen Hautentzündungen, stärkt Haut, Haare und Nägel
Vitamin B_9 (Folsäure): Zuständig für die Zellerneuerung, schützt die Haut
Vitamin B_{12} (Cobalamin): Hilft bei der Bildung der roten Blutkörperchen und schützt zudem die Nerven
Vitamin C (Ascorbinsäure): Schützt vor Infektionen, fängt freie Radikale und unterstützt das Bindegewebe

INFO

WER HAT EINEN ERHÖHTEN VITAMINBEDARF?

- Kinder, die noch im Wachstum sind
- Schwangere und stillende Frauen
- Raucher
- Sportler
- Senioren
- Chronisch Kranke
- Menschen mit übermäßigem Alkoholkonsum
- Menschen mit körperlichem oder seelischem Stress
- Menschen, die unter Darmerkrankungen oder Verdauungsstörungen leiden

Natürlich versus synthetisch

Lange wurde davon ausgegangen, dass fehlende Vitamine, die man nicht über die Nahrung aufgenommen hat, durch künstliche Vitamine ausgeglichen werden könnten. Studien haben mittlerweile bewiesen, dass diese synthetischen Vitamine günstigstenfalls wirkungslos sind, schlimmstenfalls sogar zu Krankheiten führen können.

In der Natur wird immer »im Team« gearbeitet, das bedeutet, dass ein Nährstoff meistens in verschiedenen Vor- und Zwischenstufen, in Kombination mit Zu- und Gegenspielern und mit »Komplizen« im Einsatz ist. Diese »Komplizen« können beispielsweise in Form von Enzymen, die die Wirkung des Nährstoffs noch verstärken, auftreten. Aus diesem Grund weisen natürliche Vitamine eine sehr hohe Bioverfügbarkeit auf, das heißt, dass sie von unserem Körper in hohem Umfang aufgenommen werden können und am jeweiligen Wirkungsort schnell zur Verfügung stehen. Bei sachgerechter Einnahme sind sie sehr gut verträglich und das ganz ohne Nebenwirkungen. Denn aus natürlichen Nährstoffen kann der Körper sich ganze Strukturen völlig problemlos herausnehmen, sie verarbeiten und im Fall von Überschüssen komplikationslos ausscheiden.

INFO

UNSER TAGESBEDARF AN VITAMINEN

Moringa versorgt einen Großteil des Tagesbedarfs eines durchschnittlichen Erwachsenen. Die Aufzählung von Claus Barta ▸ **siehe Buch Seite 90** zeigt, wie viel Prozent des täglichen Vitaminbedarfs von nur 15 Gramm Moringablattpulver abgedeckt werden.

Vitamin	Tagesbedarf Mann	Tagesbedarf Frau
Vitamin A	47 %	59 %
Vitamin B_1	33 %	39 %
Vitamin B_2	219 %	256 %
Vitamin B_3	7,7 %	9,5 %
Vitamin B_5	6,5 %	6,5 %
Vitamin B_6	17 %	21 %
Vitamin B_7	46 %	46 %
Vitamin B_9	38 %	38 %
Vitamin E	121 %	141 %

PFLANZEN EINES MORINGABAUMS

Der Moringabaum liebt es hell und heiß, ein Wetter, mit dem wir in Mitteleuropa nur selten verwöhnt werden. Trotzdem lohnt sich der Versuch, sich ein Pflänzchen selbst zu ziehen.

DER BESTE ZEITPUNKT

Sie können das ganze Jahr über mit der Aussaat beginnen. Man erzielt allerdings die besten Ergebnisse, wenn man den Baum im Frühling sät. Vermutlich geben die Helligkeit und Wärme während dieser Jahreszeit dem Baum die beste Starthilfe.

SO GEHT'S

- (1) Legen Sie die Samen für einen Tag in lauwarmem Wasser ein.
- (2) Nehmen Sie einen Blumentopf mit einem Durchmesser von ungefähr 15 cm und füllen Sie ihn mit Anzuchterde, der Sie eine Handvoll Sand beimischen.

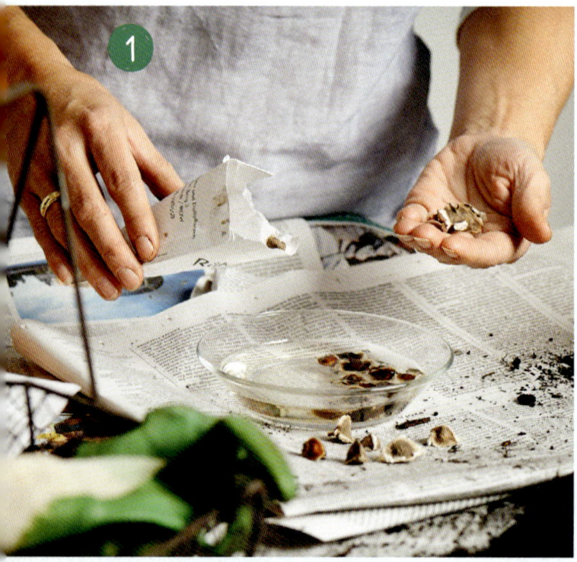

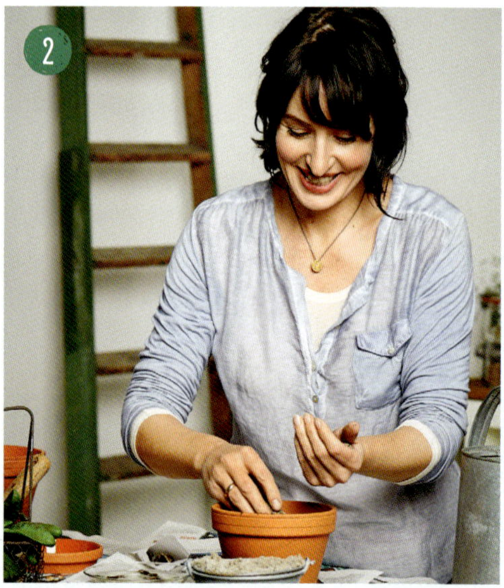

- 3 Nach dem Einweichen können Sie 4 Samen etwa 0,5 bis 1 cm tief in die leicht feuchte Erde legen.
- Jetzt ist Wärme sehr wichtig: Stellen Sie den Topf auf die Fensterbank oder an einen anderen warmen, hellen Ort. Halten Sie die Erde feucht, aber nicht nass!
- Nach 1 bis 2 Wochen werden die ersten Keime sichtbar. Halten Sie die Erde jetzt nur noch mäßig feucht.
- 4 Im Sommer können Sie den Topf an eine geschützte Stelle auf der Terrasse oder im Garten stellen, wo das Bäumchen viel Helligkeit und Wärme bekommt.

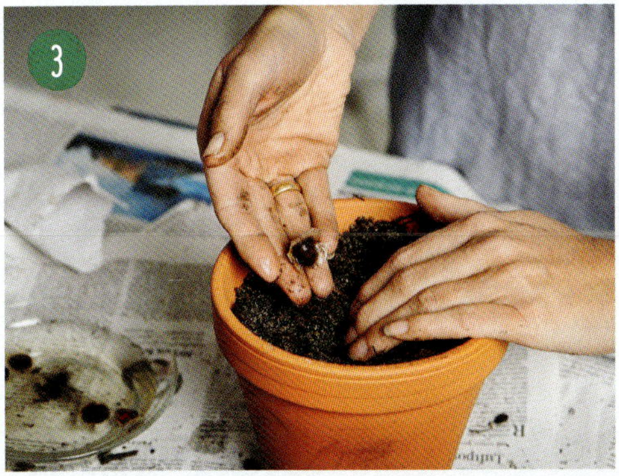

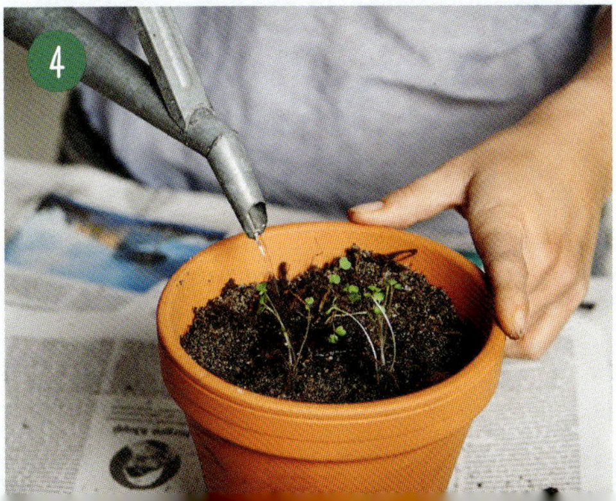

KOMPLIKATIONEN

Zu Beginn wächst der Baum sehr schnell, doch bei 30 bis 50 cm Höhe kommt es oft zum Wachstumsstillstand und leider auch zum Absterben der Pflanze. Vermutlich sind, spätestens wenn der Herbst bei uns Einzug hält, die Lichtverhältnisse nicht mehr optimal. Außerdem kommt es auch in einem gut geheizten Raum ab und an zu einem kalten Windzug, den der Baum nicht gut verträgt. An dieser Stelle bleibt einem nichts anderes übrig als zu spekulieren, denn dafür lassen sich leider keine wissenschaftlichen Erklärungen finden.

WICHTIG

ACHTUNG: WÄRMELIEBENDER SÜDLÄNDER

Der Moringabaum verzeiht keine Staunässe und keine Kälte. Am wohlsten fühlt er sich bei 25 bis 35 Grad Celsius, also etwa der Temperatur seiner Heimat. Dafür ist er aber sehr genügsam: Der Baum benötigt keinen Dünger und ist kaum anfällig für Schädlinge. Falls sich doch einmal Milben oder andere Schädlinge einnisten sollten, lassen Sie dem Baum nur Zeit. Er wird sie dank seiner sekundären Pflanzenstoffe von allein wieder los.

Chlorophyll

Bei dem Begriff Chlorophyll erinnert sich so mancher vielleicht noch an den Biounterricht in der Schule. Chlorophyll ist das Farbpigment, das den Pflanzen ihre grüne Farbe verleiht. Es ist die Voraussetzung für jede Form von Leben auf der Erde, da es für die Fotosynthese gebraucht wird.
Für alle, die in Bio eine Fünf hatten, hier die Kurzversion: Fotosynthese bedeutet, dass die Pflanze mit Hilfe von Sonnenlicht aus Kohlendioxid und Wasser Kohlenhydrate herstellt. Oder etwas blumiger ausgedrückt: Chlorophyll ist flüssiges Sonnenlicht.

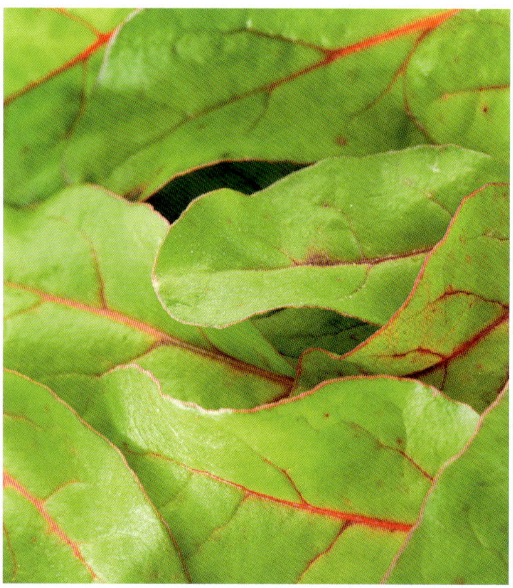

Das Chlorophyll der Pflanze bewirkt auch im menschlichen Körper viel Gutes.

Die Wirkung des grünen Golds

Chemisch gesehen ist Chlorophyll eng mit dem menschlichen roten Blutfarbstoff verwandt, dem Hämoglobin aus den roten Blutkörperchen. Der Unterschied besteht darin, dass Chlorophyll Magnesium statt Eisen enthält. Damit sind wir auch schon bei seiner Wirkung: Durch die Ähnlichkeit zum Hämoglobin bindet es mehr Sauerstoff im Blut und regt die Blutbildung an.

ERFAHRUNGSWISSEN ÜBER CHLOROPHYLL

Die weiteren Wirkungen von Chlorophyll, die aufzuzählen sind, werden nicht wissenschaftlich durch Studien belegt. Auch hier haben wir das Dilemma, dass Studien mit isolierten, extrahierten Wirkstoffen durchgeführt werden und nicht in ihrem naturbelassenen Wirkstoffkomplex betrachtet werden. Darum kann ich mich hier nur auf das Erfahrungswissen über Chlorophyll, wenn es wie bei Moringa in Form von Pflanzen gegeben wurde, beziehen.
So wird Chlorophyll zur Entgiftung und zur Neutralisierung von Körpergerüchen eingesetzt. Zusätzlich zu einer medizinischen Behandlung wird es auch als tumorhemmende Begleitkur genutzt. Zudem dient Chlorophyll der Krebsprävention, indem es Sauerstoff im Körper anreichert: Krebszellen vermehren sich nicht in einer sauerstoffreichen Umgebung. Nicht zuletzt stellt Chlorophyll eine gute Quelle für Magnesium dar.

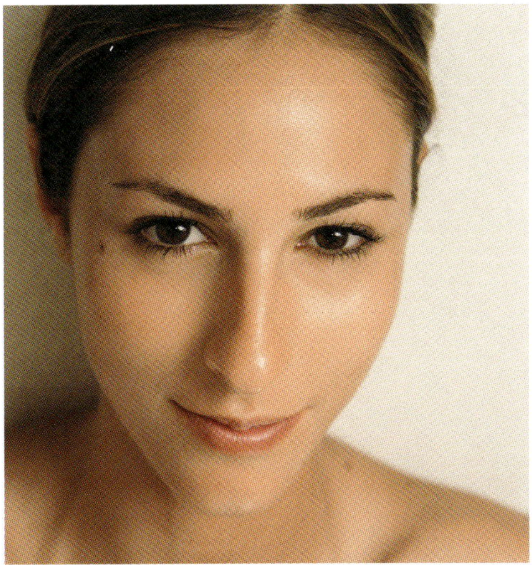

Die großen Mengen Zeatin, die in Moringa stecken, sorgen für eine ebenmäßig schöne Haut.

Zeatin

Der Wirkstoff Zeatin ist verantwortlich für das Wachstum einer Pflanze. Die Tatsache, dass in Moringa das Tausendfache des Zeatins jeder anderen Pflanze steckt, erklärt dessen schnelles Wachstum. Gleichzeitig verlangsamt Zeatin die Zellalterung, was es zu dem Anti-Aging-Produkt schlechthin macht. Aber nicht nur gegen Falten hilft es, sondern auch gegen Hautunreinheiten, Hautflecken und bei zu Entzündungen neigender Haut. Zeatin verfügt außerdem über eine »Schleuser«-Wirkung: Es schleust die Wirkstoffe, die sonst an der Oberfläche bleiben würden, in die Hautschichten ein.

MEIN PERSÖNLICHER TIPP

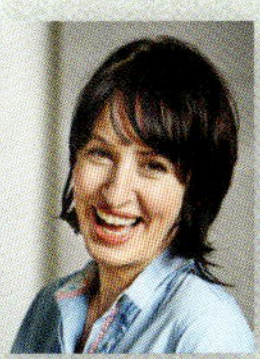

EINFACHE MORINGA-CREME TO GO

Sie haben es nicht so mit dem Selbstmachen von Cremes, haben sich für eine tolle Pflegeserie entschieden und möchten eigentlich nicht umsteigen? Das brauchen Sie auch gar nicht! Nehmen Sie Ihre gewohnte Nachtpflege-Creme. Sie können auch genauso mit der Tagespflege-Creme verfahren – allerdings nur, wenn Sie sehr trockene Haut haben. Bei fettiger oder Mischhaut glänzen Sie sonst zu stark. Gehen Sie wie folgt vor: Verteilen Sie die übliche Menge Ihrer Creme an den Punkten Stirn, Wangen, Nase und Kinn. Aber noch nicht verreiben! Jetzt nehmen Sie zwei Stöße aus dem Moringaöl-Spender auf die Fingerspitzen und verreiben Sie das Öl mit Ihrer Nachtpflege-Creme im Gesicht.
Wenn Sie empfindliche Augen haben, sparen Sie diese Zone aus. Verteilen Sie die Mischung, wie sonst auch, im Gesicht, über den Hals, das Dekolleté und ruhig auch über die Lippen. Die Reste können Sie zur Pflege in die Hände einmassieren.

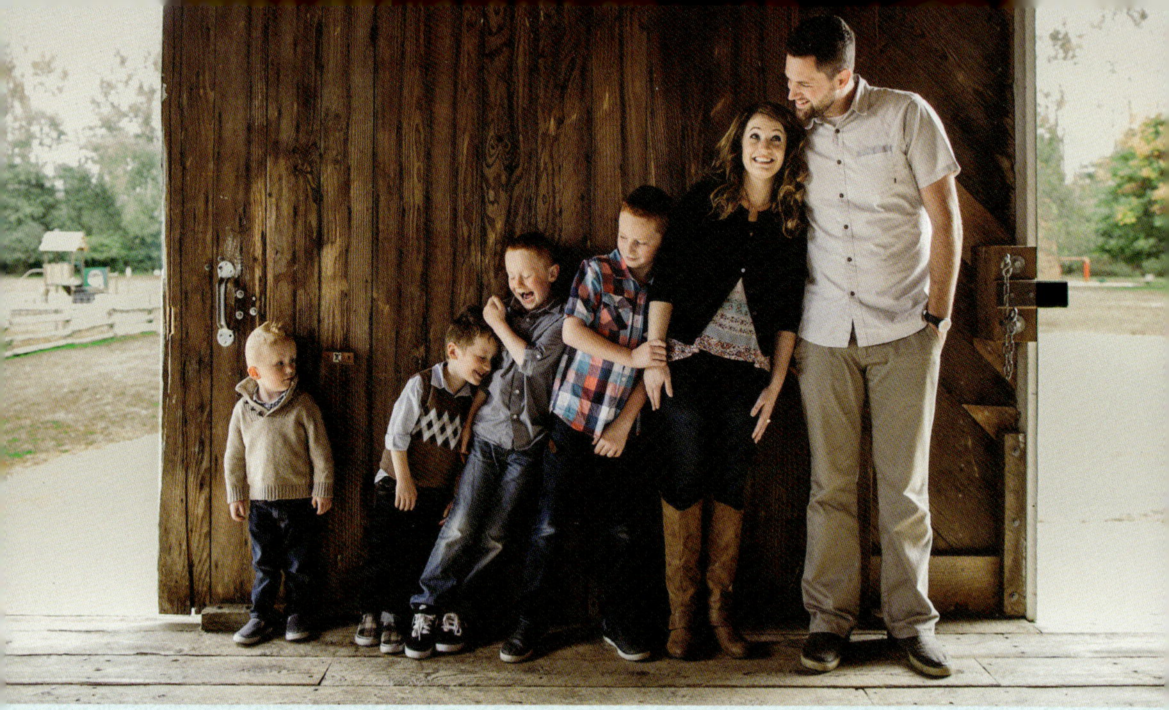

MORINGA FÜR ALLE

Wir leben in einer Überflussgesellschaft, können uns so viel Obst und Gemüse kaufen, wie wir möchten. Brauchen wir da überhaupt ein »Superfood« wie Moringa?

Wozu Superfoods?

Der Verdacht, »an vollen Töpfen zu verhungern«, ist nicht neu. Schon lange merken wir, dass etwas nicht stimmen kann mit unserer Ernährung, dass wir trotz Überfluss immer kränker und dicker werden. Das liegt zum einen an der Vielzahl industriell verarbeiteter Lebensmittel, zum anderen an unseren Ernährungsgewohnheiten. Selbst wenn man Sie eher in der Gemüseabteilung als am Süßigkeitenregal antrifft, ist es schwer, den Bedarf an Vitalstoffen zu decken. Das liegt an langen Transportwegen und Lagerzeiten, aber auch an unserem erhöhten Bedarf.

Mangel trotz Überfluss

Jeder Organismus, der viel Sport macht, der Stress, einer erhöhten Strahlen- oder Feinstaubbelastung oder sogar einer chronischen Krankheit ausgesetzt ist, hat einen erhöhten Nährstoffbedarf.

Unser Körper ist durchaus in der Lage, trotz eines Mangelzustands längere Zeit zu funktionieren, aber der Verdacht, dass sogenannte »Zivilisationskrankheiten« uns dann eher gefährden, liegt nahe. Und ich möchte Sie auch durchaus nicht von Ihrer Verantwortung freisprechen, sich um eine gesunde und vollwertige Ernährung zu bemühen!

Wenn jedoch durch unser technisiertes Leben in einer umweltbelasteten und stressigen Umgebung unser Bedarf steigt, aber gleichzeitig unsere Ernährung nicht vollwertig ist und aus großen Mengen Obst und Gemüse besteht, dann geht die Schere immer weiter auseinander.

Moringa als natürliche Nahrungsergänzung

Wer kann von Moringa profitieren? Man muss schon fast umgekehrt fragen: Wer profitiert denn nicht davon? Denn Moringa versorgt den Körper mit allen Vitalstoffen, die er braucht, und das ist natürlich in jedem Alter und jeder Lebenslage wichtig.

In den Entwicklungsländern wird Moringa in erster Linie für schwangere oder stillende Frauen und Säuglinge genutzt. In diesen sensiblen Phasen, in denen es ganz besonders wichtig ist, dass kein Nährstoff zu kurz kommt, leistet Moringa dort Großartiges ▸ **siehe Seite 47.** Bei uns in Europa wird Moringa aus Vorsicht nicht bei schwangeren oder stillenden Frauen eingesetzt, da es noch an wissenschaftlichen Studien mangelt. Bei Kindern ab dem Grundschulalter hilft Moringa, wenn das Kind nicht genug Obst oder Gemüse isst. Ich spreche da aus Erfahrung und war oft dankbar, dass ich Moringa hatte, wenn meine Kinder sich gerade strikt geweigert haben, irgendetwas zu sich zu nehmen, das im Verdacht stand, gesund zu sein. Doch auch im Erwachsenenalter profitiert man von dieser einzigartigen Pflanze. Wer Moringa besonders gut nutzen kann, das möchte ich Ihnen jetzt gerne vorstellen.

INFO

DAS SUPERFOOD FÜR ALLE!

In jedem Alter ist es gut, mit allen Nährstoffen versorgt zu sein. Das Erste, was Moringaanwender nach etwa zwei bis drei Wochen berichten, ist: »Mann, bin ich fit!«

Die meisten brauchen weniger Schlaf, fühlen sich morgens ausgeschlafener und kommen leichter aus dem Bett. Doch Moringa hat mit seiner einzigartigen Zusammensetzung noch ein paar speziellere Asse im Ärmel.

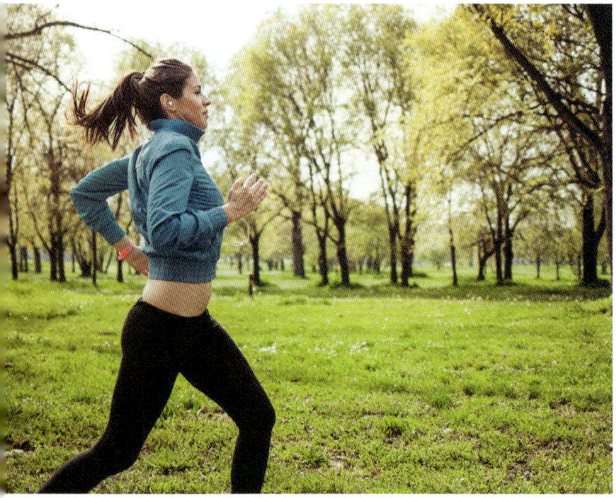

Moringa wirkt mit Aminosäuren, Eisen, Vitamin C und vielem anderen als natürlicher Turbo.

Moringa für Sportler

Jeder Sportler, der sich im Fitnessstudio schon einmal mit Sportlernahrung beschäftigt hat, weiß, was unbedingt drin sein muss: Aminosäuren. Denn Aminosäuren unterstützen den Muskelaufbau, die Entsäuerung und sowohl die geistige als auch die körperliche Konzentrationsfähigkeit.
Moringa enthält einen hohen Anteil an natürlichen Aminosäuren, die so ausgewogen zusammengestellt sind, dass sie durch den Körper optimal verwertet werden können. Auch der hohe Eisenwert (dreimal höher als in Spinat) in Kombination mit dem hohen Vitamin-C-Gehalt (siebenmal so viel wie in Orangen), der die Aufnahme des Eisens begünstigt, ist für Sportler optimal, denn dadurch wird die Hämoglobinbildung angeregt und so die Sauerstoffaufnahme begünstigt. Die Folge: Dem Muskel wird mehr Sauerstoff zugeführt, er kann dadurch mehr leisten, die Ausdauer und die Leistungsfähigkeit steigen. So profitieren nicht nur Spitzensportler davon, sondern jeder Mensch, der Kraft-, Ausdauer- oder Ballsport betreibt. Außerdem bilden Sportler durch die starke Anstrengung vermehrt freie Radikale. Wenn sie noch einmal nachlesen möchten, was das genau ist, schauen Sie auf Seite 13. Mit seinem hohen ORAC-Wert kann Moringa die freien Radikale binden und somit unschädlich machen. Auch die B-Vitamine, die zur Zellerneuerung gebraucht werden, sind vorhanden, genau wie die entzündungshemmenden Eigenschaften, die den Sportler schützen. Und die Elektrolyte, die durch das Schwitzen verloren gehen, sind ebenfalls drin. Das nenne ich natürliches Tuning.

> »Moringa ist eines der geheimsten leistungssteigernden Produkte für Sportler.«
>
> PROFESSOR LOUIS M. DE BRUIN VON DER GEMEINNÜTZIGEN ORGANISATION »MORINGA TREE OF LIFE«

Moringa für Vegetarier und Veganer

Sie haben sich entschieden, auf Fleisch und Fisch oder sogar ganz auf tierische Produkte zu verzichten. Dass dies zwangsläufig zu Mangelerscheinungen führt, ist zum Glück ein überalteter Mythos. Trotzdem ist es wichtig, einige Nährstoffe im Blick zu behalten. Calcium, Jod, Eisen, Zink, Vitamin D, Vitamin B2 und Vitamin B12 können bei veganer Kost schon einmal knapp werden. Ebenso sollte auf eine ausreichende Versorgung mit Eiweiß geachtet werden.
Der enorme Vorteil von Moringa liegt darin, dass es keiner Suche nach einzelnen Spezialprodukten für Eisen, Eiweiß, Vitamin B2 und so weiter bedarf. Wir haben es mit einer einzigen Pflanze zu tun, die all dies beinhaltet, und das auch noch bioverfügbar, also für den Körper leicht aufnehmbar. Die perfekte Pflanze für Menschen, die sich vegetarisch oder vegan ernähren möchten!

Moringa zum Abnehmen

Wenn Sie Ihr Gewicht reduzieren möchten – und es ist egal, für welche Methode Sie sich entschieden haben –, sollten Sie sich die unterstützende Wirkung von Moringa nicht entgehen lassen. Denn es bekämpft das Problem gleich an mehreren Stellen. Und warum sollte man sich das Abnehmen nicht einfacher machen?

Fatburner Bitterstoffe

Kommen wir nun zu den Waffen, mit denen Moringa den Kilos zu Leibe rückt: Es sind die Bitterstoffe, die die Verdauung anregen und die Fettverbrennung ankurbeln. Jüngste Forschungsergebnisse lassen vermuten, dass es nicht nur auf der Zunge, sondern auch im Darm Rezeptoren für die Geschmacksrichtung Bitter gibt und die können auch stoffwechsel- und verdauungssteuernde Hormone bilden. So konnten Anwendungsstudien zeigen, dass Probanden einer Versuchsgruppe, die für sechs Wochen ihre Nahrung mit hochbitteren Wildgemüseprodukten anreicherten, im Schnitt 3,5 Kilo abnahmen und das völlig ohne Diät! Außerdem bremsen Bitterstoffe den Hunger und sorgen dafür, dass das Sättigungsgefühl sich früher einstellt, was auch eine durchaus praktische Sache ist, wenn Sie abnehmen möchten.

Schlank durch pflanzliches Eiweiß ohne Jo-Jo-Effekt

Ein weiterer Vorteil beim Abnehmen mit Moringa ist sein hoher Anteil an pflanzlichem Eiweiß. Und ich spreche hier nicht von ein wenig mehr, sondern von doppelt so vielen Proteinen wie in Soja!
Bekanntlich macht Eiweiß lange satt. Außerdem hat zum Beispiel die Diogenes-Interventionsstudie gezeigt, dass eine eiweißreiche Ernährung den berüchtigten Jo-Jo-Effekt vermindern kann. Eiweiß hilft also dabei, das Gewicht langfristig zu halten.

Und da es sich um pflanzliches Eiweiß handelt, belastet es die Nieren auch nicht so stark, wie tierisches Eiweiß es tut. Zudem bleiben Harnsäure- und Cholesterinspiegel von Moringas pflanzlichem Eiweiß im Gegensatz zum tierischen Eiweiß unberührt.

> »Das ist die eierlegende Wollmilchsau der Pflanzen.«
>
> ORGANISATION »TREES FOR THE FUTURE«

Stoffwechseltuning vom Feinsten mit Aminosäuren

Über die Aminosäuren haben wir ja schon auf Seite 15 gesprochen und Sie erinnern sich vielleicht, dass sie unsere »Legosteine« sind, aus denen der Körper sich zusammenbauen kann, was er so braucht, zum Beispiel seine Hormone.
Wie australische Forscher der Universität Melbourne herausfanden, spielen Hormone beim Abnehmen eine große Rolle. Die Forscher haben die Hormone von 50 Probanden, die eine Diät machten, im Laufe von 62 Wochen gemessen und fanden dabei heraus, dass auch nach einem Jahr noch der Hormonspiegel auf »Hunger« und auf »Gewichtszunahme« programmiert war und dass die Teilnehmer, obwohl sie im Schnitt 13,5 Kilo abgenommen hatten, unter großen Hungergefühlen litten.

DEN KÖRPER UNTERSTÜTZEN

Es gilt also, die Hormone zu fördern, die den Befehl »Fett abbauen« und »Hungergefühl einstellen« geben. Diese Unterstützung leistet zum Beispiel das Wachstumshormon (STH), das nachts im Schlaf produziert wird. Die Aminosäuren, die dieses Hormon herstellen können, sind Arginin, Glutamin sowie Methionin und, Sie ahnen es schon, alle sind in Moringa vorhanden. So wird der Körper angeregt, dieses schlankmachende Hormon in ausreichendem Maße zu bilden.

Weitere Abnehmbooster

Um das Abnehmen zu erleichtern, hat Moringa noch weitere »Beschleuniger« auf Lager: Durch die Mineralstoffe Chrom und Zink werden der Cholesterin- und auch der Blutzuckerspiegel konstant gehalten. So können Heißhungerattacken auf Schokolade und Co. vermieden werden.
Nicht zu vergessen sind auch all die anderen Vitamine und Mineralstoffe, die einfach dabei helfen, unser Immunsystem zu stärken, uns gesund zu halten – und das trotz einer eingeschränkten Ernährung bei einer Diät. Besonders erstaunlich fand ich die Tatsache, dass Moringa sowohl bei Übergewicht als auch bei Untergewicht ▸ **siehe Seite 47** eingesetzt wird. Diese sich auf den ersten Blick

widersprechenden Anwendungsgebiete zeigen eindrucksvoll, dass Moringa ausgleichend und regulierend wirkt und dem Körper das gibt, was er gerade braucht.

Moringa für Kinder

In den Ländern, in denen Moringa wächst, wird es Schwangeren, Stillenden und kleinen Kindern verabreicht, weil gerade im Wachstum eine ausreichende Versorgung mit Nährstoffen so wichtig ist. Deshalb nehmen auch immer mehr Hilfsorganisationen in Afrika (zum Beispiel die Moringa-Kindertafel im Kongo) Moringa in ihr Programm auf, um kleine Kinder damit zu versorgen und sie so vor Unterernährung zu schützen. Mehr dazu finden Sie im Interview mit Ken Winebark von der Hilfsorganisation Mercy Ships ▸ **siehe Seite 47.**

Trotz Stress rundum versorgt

Aber was leistet Moringa denn für unsere Kinder, die keinen Mangel kennen? Unsere Säuglinge und Kleinkinder sind meist gut ernährt: Viele Mütter stillen oder geben eine gute Ersatzmilch und füttern dann gekaufte oder selbstgemachte Gläschennahrung. Doch je älter die Kinder werden, desto stärker sind sie Verlockungen ausgesetzt und umso geringer wird unser Einfluss. Weißmehlprodukte, Süßigkeiten und fetthaltige Knabbereien zu verbieten, ist unrealistisch. So bekämen diese Lebensmittel nur den Reiz des Verbotenen. Ein maßvoller Umgang ist ebenso wichtig wie eine gesunde Ernährung. Aber reicht das auch?
Zum einen fällt der Vitamingehalt von Obst und Gemüse ab, zum anderen haben Kinder heutzutage viel mehr Stress, als wir das früher hatten, und haben dadurch einen erhöhten Bedarf an Nährstoffen. Die ganze mediale Welt mit Handys, Computern und Spielekonsolen setzt viel mehr Stresshormone frei, als wenn unsere Kinder auf der Straße Fußball spielen würden. Auch der Leistungsdruck, der Freizeitstress und lange Schultage fordern ihren Tribut. Kein Grund, in Panik auszubrechen, ich erzähle Ihnen ja nichts Neues. Aber wäre es nicht schön, wenn wir unsere Kinder optimal versorgt wüssten? Durch die Mineralien, Vitamine und Aminosäuren, die in Moringa enthalten

Draußen spielen und sich austoben: Die natürliche Art von Kindern, Stress abzubauen.

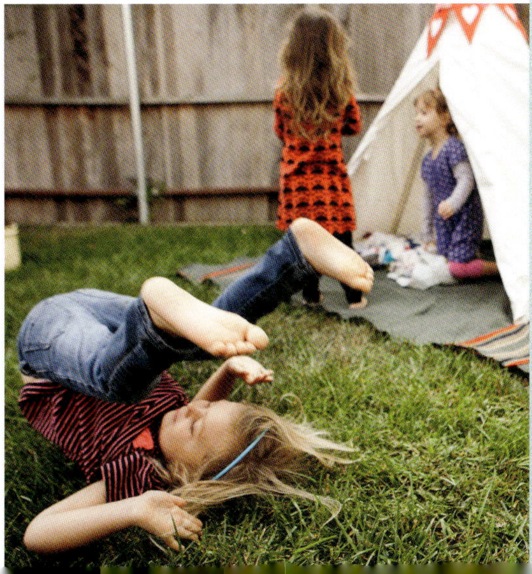

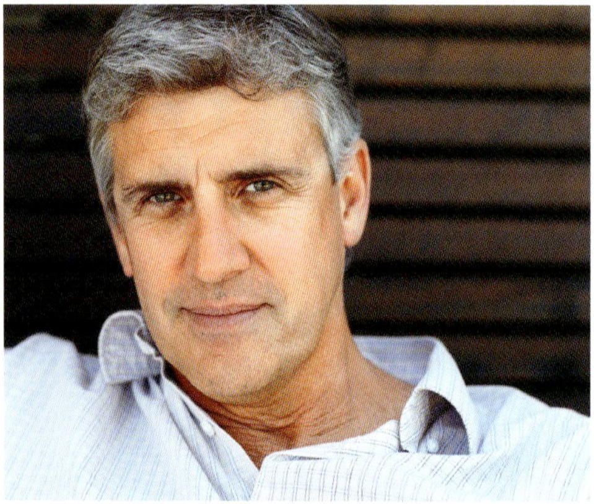

Auch Männer brauchen Vitalstoffe, wie Autos hochwertiges Benzin.

sind, wird ihr Immunsystem gestärkt und die Konzentration verbessert. Die Kinder sind insgesamt widerstandsfähiger gegen Krankheiten und einfach fitter.
Auch meine Kinder, die leider nicht so offen für eine gesunde Ernährung sind, wie ich das gerne hätte, weiß ich mit Moringa gerade während ihres Wachstums gut geschützt. Außerdem verhärten sich beim Thema Essen nicht die Fronten, denn mit Dogma und Verboten kommt man beim Essen, finde ich, nicht weit. Dennoch muss man am Ball bleiben. Fastfood mit Moringa aufzupeppen, ist da keine Lösung! Aber Sie können das Thema entspannter angehen lassen. Ich habe bei den Rezepten auch viele kindertaugliche Gerichte untergebracht. Probieren Sie sich durch, Sie werden ganz bestimmt auch etwas finden, das Ihrem Kind schmeckt.

Moringa für Männer

Männer ernähren sich meist nicht so gesund wie Frauen. Kleiner Test? Wenn Sie zwischen Wiener Schnitzel mit Pommes und Salat mit Hähnchenbrust wählen könnten, würden Sie sich da gegen das Schnitzel entscheiden? Ich glaube kaum. Deswegen liegt es auf der Hand, dass Männer von einer extrem nährstoffhaltigen Pflanze auch extrem profitieren! In besonderem Maße von den Polyphenolen, die das Herz stärken und vor Bluthochdruck, Herzinfarkt und Schlaganfall schützen – Erkrankungen, von denen Männer häufig betroffen sind.
Ein weiterer Aspekt ist die leberstärkende und entgiftende Wirkung von Moringa, die sich positiv bei der Einnahme von Medikamenten, bei regelmäßigem Alkoholkonsum und bei Lebererkrankungen auswirkt.
Aber auch für die Psyche, bei Burnout, Depression und Überforderung ist Moringa eine große Hilfe. Durch die Aminosäuren, die zu Hormonen wie Serotonin und Dopamin zusammengebaut werden können, ist Moringa in der Lage, die Stimmungslage positiv zu beeinflussen. Auch ein Mangel an Omega-3-Fettsäuren kann zu Niedergeschlagenheit, Schwermut und Ängsten führen. Moringa füllt das Omega-3-Konto einfach wieder auf ▸ **siehe Seite 17.**
Die Mineralstoffe, insbesondere das »Anti-Stress-Mineral« Magnesium, erhöhen die Belastbarkeit der Nervenzellen. Auch die

Spurenelemente wie zum Beispiel Bor und Kupfer und die B-Vitamine fördern die Konzentration, die Gedächtnisleistung und die reibungslose Kommunikation unter den Nervenzellen. Außerdem wird Moringa eine aphrodisierende Wirkung nachgesagt. Natürlich treffen alle Aussagen hier auch auf Frauen zu. Aber in diesem Abschnitt wird es männerfreundlich erklärt. Und hier kommt die Zusammenfassung, liebe Männer: Euer Körper ist wie ein teures Auto und Moringa ist das hochwertigste Benzin, das ihr tanken könnt. Damit holt ihr am meisten Power raus und das bei optimaler Pflege aller Verschleißteile. War das nicht verständlich und anschaulich erklärt?

Moringa für Frauen

So Ladies, jetzt sind wir unter uns und können uns mal ungeniert den Frauenthemen widmen. Und da hat Moringa viel zu bieten.

Moringa bei starker Periode

Erst einmal profitieren Frauen, egal welchen Alters, die eine starke Periode haben. Moringa wartet auf mit einem hohen Eisenwert in Kombination mit reichlich Vitamin C, das die Aufnahme fördert, und mit Aminosäuren, die die Blutbildung fördern. So hilft Moringa, den Blut- und Eisenverlust schnell wieder aufzufangen. Doch auch wenn die Periode unauffällig ist, profitiert man natürlich von den zahlreichen Vitalstoffen.

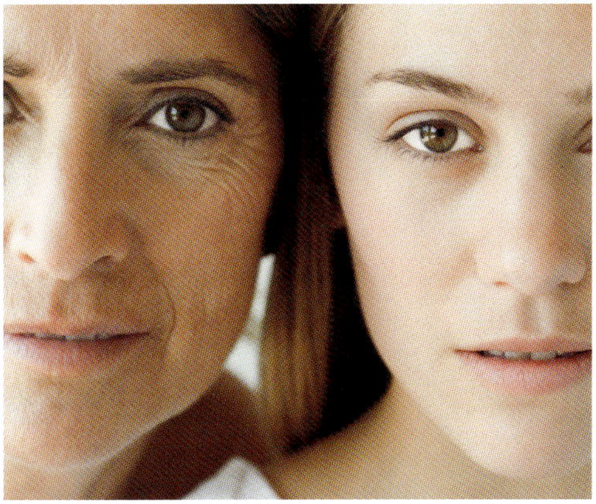

In jedem Alter ist eine gute Versorgung mit Vitaminen und Mineralstoffen wichtig.

Moringa in den Wechseljahren

Für Frauen regelrecht unbezahlbar ist Moringa während der Wechseljahre. Vielleicht ist Ihnen ja Soja als Quelle der sogenannten Phytohormone bekannt. Das sind pflanzliche Wirkstoffe, die auf den weiblichen Hormonstoffwechsel eine ähnlich regulierende Wirkung haben wie die körpereigenen Hormone. Sprich im Soja-Eiweiß sind östrogenähnliche Stoffe enthalten, die die meisten Wechseljahrsbeschwerden wie Hitzewallungen, Schweißausbrüche und auch Schlafstörungen sanft ausgleichen. Da Moringa mehr als das Doppelte an pflanzlichem Eiweiß besitzt als Soja, ist es eine hervorragende Quelle an Phytohormonen.
Auch die Isoflavone in Moringa haben eine östrogenartige Wirkung und dämpfen Wechseljahrsbeschwerden.

MORINGA FÜR STARKE KNOCHEN

Mit seinen Mineralstoffen stärkt Moringa die Knochen und schützt vor einer beginnenden Osteoporose. Allen voran hilft dabei Calcium, das in der Form, wie Moringa es anbietet, optimal aufgenommen und verwertet werden kann.

BEAUTY MIT MORINGA

Nicht zu vergessen ist das Vitamin E, das den Gehalt an Kollagen in der Haut erhöht. Außerdem macht es die Haare kräftig und glänzend und beschleunigt das Haarwachstum. Der Anti-Aging-Wirkstoff Zeatin verlangsamt die Zellalterung und mindert Falten sowie Hautflecken. Nicht zuletzt stärkt Biotin Haut, Haare und Nägel.

WICHTIG

NICHT FÜR SCHWANGERE UND STILLENDE FRAUEN

In der Heimat von Moringa nutzen besonders schwangere und stillende Frauen die nährstoffreiche Pflanze. Da man in diesem Bereich zwar über ein großes Erfahrungswissen, nicht jedoch über wissenschaftliche Studien verfügt, muss vor dem Verzehr nicht nur gewarnt, sondern vielmehr aus reiner Vorsorge ausdrücklich davon abgeraten werden.

Moringa für die Generation 50plus

Altern ist etwas Wunderbares, Mann und Frau werden weiser, selbstbewusster, sie wissen genau, was sie wollen, und trauen sich, das auch zu sagen. Ich bin in dieser Beziehung ein großer Fan des Älterwerdens! Was einem diese tolle Erfahrung aber echt vermiesen kann, sind Gesundheit oder Fitness, die nicht mitspielen wollen. Deshalb mein Tipp: Je älter wir werden, desto mehr Augenmerk sollten und müssen wir auf unsere Gesundheit legen.

An dieser Stelle muss Moringa als wirkliche »Wunderwaffe« ins Spiel kommen. Spätestens jetzt lassen wir die Finger von synthetischen Vitaminen. Jetzt brauchen wir ein reines Kraftpaket, direkt aus der Natur, mit der geballten Ladung Vitalstoffe. Und da steht Moringa mit seinen Vitaminen, Mineralien, Aminosäuren und sekundären Pflanzenstoffen nun mal ganz oben. Schauen wir uns doch ein paar typische Tücken an und was Moringa hier für uns tun kann.

Das Wohlfühlgewicht halten

Das erste Problem, das sich bei mir schon etwa ab 40 Jahren abzeichnete, ist, dass der Grundumsatz (Kalorienzahl, die der Körper, ohne dass wir etwas dafür tun, verbraucht, zum Beispiel für Atmung und Herzschlag) im Alter immer weiter absinkt. Zumindest wenn man nichts dagegen tut. Das bedeutet,

dass es uns schwerer fällt, unser Gewicht zu halten, je älter wir werden. Denn den Genuss des Essens wollen wir uns nicht nehmen lassen. Weniger zu essen, kommt nicht in Frage, zumal der Stoffwechsel, wenn wir weniger essen, erst recht einschläft.
Wie ich schon auf den Seiten »Moringa zum Abnehmen« ▸ **siehe Seite 29** erklärt habe, hilft Moringa hier, indem es durch die Bitterstoffe die Verdauung anregt und den Appetit zügelt. Das pflanzliche Eiweiß hilft, das Gewicht langfristig zu halten, es hält den Blutzucker konstant und kann so Heißhunger-Attacken verhindern. Durch seine Aminosäuren kurbelt das Eiweiß den Stoffwechsel richtig an. Wenn Sie zusätzlich Kraftsport machen und sich bewegen, steht dem Wohlfühlgewicht absolut nichts im Wege.

Zur Erhaltung der Gesundheit

Je älter Sie werden, desto wichtiger ist die Aufnahme von Lebensmitteln, die die Fähigkeit besitzen, freie Radikale zu fangen ▸ **siehe Seite 13**, denn freie Radikale stehen im Verdacht, Arteriosklerose, Herzinfarkt oder Schlaganfall auszulösen. Zu diesen Lebensmitteln gehören vor allem Pflanzen, Obst und Gemüse. Moringa ist durch seinen besonders hohen ORAC-Wert ein äußerst guter Radikalfänger ▸ **siehe Seite 14**. Auch zur präventiven Einnahme, um eine mögliche Krebserkrankung gar nicht erst entstehen zu lassen, ist Moringa mit seiner antioxidativen Fähigkeit optimal.

> »Der Darm ist ein fabelhaftes Wesen voller Sensibilität, Verantwortung und Leistungsbereitschaft. Wenn man ihn gut behandelt, bedankt er sich dafür.«
>
> GIULIA ENDERS, BUCHAUTORIN DES BESTSELLERS »DARM MIT CHARME«

Die Verdauung sanieren

Der Darm und der Verdauungstrakt bekommen zur Zeit eine Aufmerksamkeit, die man nie für möglich gehalten hätte. Und das vollkommen zu Recht.
Da der Darm im Alter schon einmal träge werden kann, benötigt er vor allem dann das ballaststoffreiche Moringa. Ballaststoffe binden Wasser und machen den Darminhalt so voluminöser, wodurch er besser transportiert werden kann. Die Fasern wirken wie eine Bürste, die den Darm »durchputzt«, und regen auf diese Weise die Schleimhautneubildung an. Außerdem befreien die Fasern den Darm von Pilzen und saugen Schadstoffe besser auf, um sie dann aus dem Körper zu transportieren.

Gerade ältere Menschen können schnell einen Vitamin-B12-Mangel erleiden, da die Magenschleimhaut häufiger zu wenig Transporteiweiß produziert. Dieser Umstand sorgt dafür, dass der Darm das Vitamin B12 nicht aufnehmen kann. Moringa aber liefert eine so hohe, bioverfügbare Menge Vitamin B12, dass trotz des Mangels an Transporteiweiß genug davon aufgenommen werden kann.

Moringa für die Augen

Dass Möhren wegen ihres Gehalts an Betacarotin gut für die Augen sind, weiß ja wahrscheinlich jedes Kind. Dass Moringa aber das Siebenfache an Betacarotin enthält, ist leider noch nicht so bekannt.

Doch Betacarotin ist nur eines von über 30 verschiedenen Carotinoiden, die der Körper dann zu Vitamin A umbauen kann. Moringa enthält neben Betacarotin auch die Carotinoide Lutein und Zeaxanthin. Die Kombination aus diesen drei Carotinoiden ist ein guter Fänger freier Radikale, schützt vor Herz-Kreislauf-Erkrankungen und verschiedenen Tumorerkrankungen. Und was für die Augen besonders wichtig ist: Es vermindert das Risiko einer altersabhängigen Makuladegeneration (AMD) und eines grauen Stars (Katarakt). Wie eine Studie an der University of Eastern Finnland 2011 herausfand, kann eine erhöhte Konzentration von Lutein und Zeaxanthin das Risiko, einen grauen Star zu entwickeln, um bis zu 40 Prozent senken.

Aber nicht nur für die Augenlinse, sondern auch für die Netzhaut, die Makula, stellen die beiden Carotinoide den besten Schutz dar, so die Forscher. Denn immerhin ist die Makuladegeneration die häufigste Erblindungsursache in der westlichen Welt.

Die Botschaft der Forscher ist also ganz eindeutig: Eine hohe Konzentration der Carotinoide Lutein und Zeaxanthin, wie sie in Moringa enthalten ist, spielt eine entscheidende Rolle bei der Gesundheit der Augen und kann als Schutz vor degenerativen Augenerkrankungen dienen.

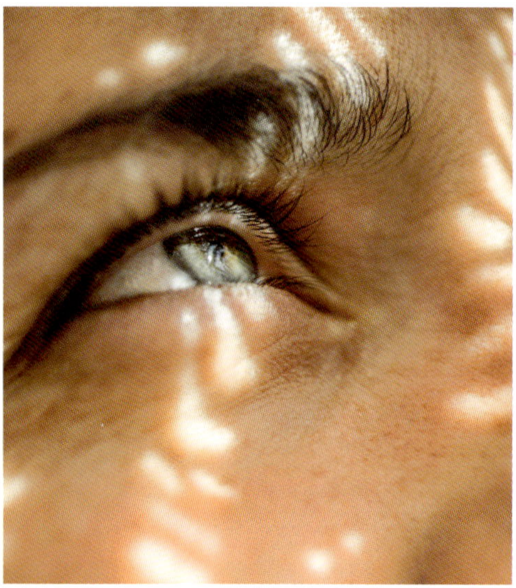

Lutein und Zeaxanthin schützen die Netzhaut und beugen so einer Erblindung vor.

Moringa für Diabetiker und chronisch Kranke

Man nennt sie umgangssprachlich auch einfach nur »die Zuckerkrankheit«. Gemeint ist Diabetes mellitus, eine chronische Stoffwechselerkrankung, bei der der Blutzuckerspiegel dauerhaft erhöht ist. Gerade bei dieser schwerwiegenden Krankheit, von der deutschlandweit immerhin mehr als 6 Millionen Menschen betroffen sind, ist Moringa ein Hoffnungsschimmer, wie zahlreiche Untersuchungen zeigen. Der Grund dafür ist, dass Moringa wissenschaftlichen Studien zufolge in der Lage ist, den Blutzuckerspiegel zu senken ▸ **siehe Kasten**.

Glutathion stärkt das Immunsystem

Moringa enthält außerdem Glutathion, ein Antioxidans mit antidiabetischen Eigenschaften. Glutathion pusht das Immunsystem, indem es die weißen Blutkörperchen aktiviert. Es fängt freie Radikale, entgiftet und verbessert den Sauerstofftransport zu allen Geweben.

INFO

MORINGA GEGEN DIABETES: DER BLUTZUCKERSPIEGEL WIRD GESENKT

Wissenschaftliche Studien belegen, dass Moringa den Blutzuckerspiegel senken kann. Ein Beispiel hierfür ist eine Studie ägyptischer Forscher, die im März 2014 in der Zeitschrift »Acta Histochemica« veröffentlicht wurde.

Es wurden Albino-Ratten, die an Streptozotocin-induziertem Diabetes litten, mit einem wässrigen Extrakt aus Moringa oleifera behandelt. Es wurde der Nüchternblutzuckerwert, die Glutathion-Werte (ein Antioxidans in Moringa mit antidiabetischen Eigenschaften) und das Malondialdehyd (ein toxisches Nebenprodukt der Fett-Oxidation, das bei Diabetikern oft erhöht ist) gemessen. Am Ende der Studie hatte die Gruppe, die mit Moringa behandelt wurde, deutlich besser abgeschnitten als die Kontrollgruppe. So konnte der Nüchtern-Glukose-Plasmawert von 380 % auf 145 % gesenkt werden, also um mehr als das 2,5-fache. Doch nicht nur der Glukosegehalt des Blutes wurde gesenkt, auch das schädliche Malondialdehyd konnte von 385 % auf 186 % gesenkt werden. Die Ergebnisse zeigen also den potenziellen Nutzen von Moringablättern als wirksames antidiabetisches Mittel, so das positive Fazit der Wissenschaftler.

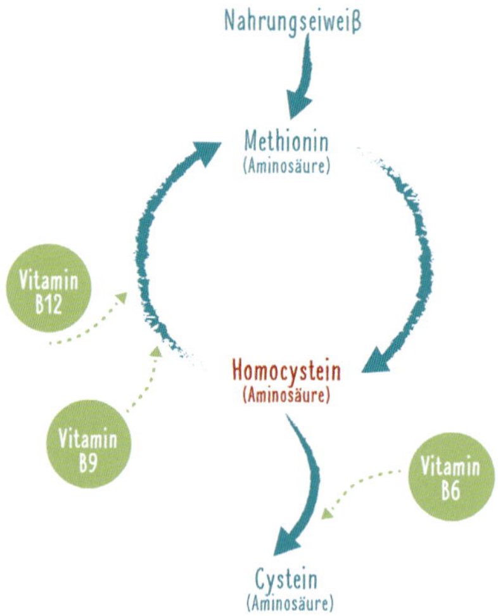

Um das schädliche Homocystein abzubauen, benötigt der Körper Vitamin B_6, B_9 und B_{12}.

In einer Studie ▸ **siehe Seite 37** konnte der Glutathionspiegel durch Moringa von 22 % auf 73 % angehoben werden. Dies stellt einen immensen Gewinn dar, nicht nur für Diabetes-Patienten, sondern für alle Menschen, die unter einer chronischen oder degenerativen Krankheit leiden. So konnte ein niedriger Glutathionspiegel auch bei AIDS, Tumorerkrankungen, Autoimmunkrankheiten sowie bei schweren Lungenkrankheiten beobachtet werden.

Doch auch die anderen in Moringa enthaltenen Vitalstoffe kommen bei Diabetes und auch bei anderen chronischen Krankheiten zum Tragen. Lassen Sie uns am besten die hilfreichsten Inhaltsstoffe kurz durchgehen.

Vitamin B_6, B_9 und B_{12} für den Homocystein-Abbau

Homocystein ist ein Zwischenprodukt des Zellstoffwechsels, das schnell weiterverarbeitet werden muss, da es in zu hoher Menge schädlich ist. Doch dazu benötigt der Körper die Vitamine B_6, B_9 (Folsäure) und B_{12}. Weil Diabetiker meist einen erhöhten Homocysteinspiegel im Blut aufweisen, ist es besonders wichtig, Ihnen die B-Vitamine in ausreichender und bioverfügbarer Form bereitzustellen, wie es bei Moringa der Fall ist. Denn ein erhöhter Homocysteinspiegel wird verdächtigt, an der Entstehung von Herz-Kreislauf-Erkrankungen, Thrombosen und Tumorerkrankungen sowie Demenz beteiligt zu sein.

Omega-3-Fettsäuren regulieren den Blutzucker

Dass Omega-3-Fettsäuren gesund sind, ist unter Wissenschaftlern kein Geheimnis mehr ▸ **siehe Seite 17**. Bei Diabetikern sollen sie allerdings besonders hilfreich sein, wobei sich die Forscher in diesem Punkt uneins sind. Haben die Omega-3-Fettsäuren einen positiven Einfluss bei Diabetes? Können sie davor schützen oder nicht? Die ORIGIN-Studie von 2012, in der Diabetiker 900 mg Omega-3-Fettsäuren bekamen, konnte letztendlich nicht beweisen, dass dies vor Herz-Kreislauf-Erkrankungen schützt. Lediglich der Triglyzeridspiegel im Blut konnte auf diese Weise gesenkt werden.

In der Studie von Yan et al. 2013 konnte allerdings ganz klar nachgewiesen werden, dass Omega-3-Fettsäuren vor dem Diabetes Typ II schützen, also präventiv wirken können. Anhand von Mäusen mit dem Diabetes Typ II konnte die Studie zeigen, dass Omega-3-Fettsäuren die Unempfindlichkeit gegenüber Insulin hemmen, was die Ursache dieses Diabetestyps ist. Durch die Fettsäuren behalten die Körperzellen ihre Sensibilität gegenüber Insulin und der Blutzuckerspiegel kann reguliert werden.

Nachgewiesen: Moringa bessert Diabetes

Doch sollten wir uns weitere Moringa-Studien bezüglich Diabetes anschauen: In einer Studie der Universität in Nigeria, veröffentlicht im »International Journal of Biochemistry Research and Review« 2013, wurden Ratten in drei Gruppen aufgeteilt: Die erste Gruppe war gesund und unbehandelt, die zweite Gruppe hatte Diabetes und wurde nicht behandelt, die dritte Gruppe hatte Diabetes und wurde mit Moringa gefüttert. Nach 28 Tagen nahmen die Wissenschaftler den Tieren Blut ab und untersuchten sie. Im Ergebnis stellte sich heraus: Der Blutzuckerspiegel der Tiere, die Moringa bekamen, konnte von 250 mg / dl auf 100 mg / dl gesenkt werden. Außerdem ging der Cholesterinspiegel dieser Tiere deutlich zurück im Vergleich zu der anderen Diabetes-Gruppe, die unbehandelt blieb.

Die Studie der Universität von Jaipur in Indien kam zu ähnlichen Ergebnissen. Auch hier konnte der blutzuckersenkende Effekt der Moringabehandlung anhand von Ratten gezeigt werden. Zusätzlich aber stellten die Forscher fest, dass der histologische Befund der diabetischen Ratten degenerative Veränderungen in den Beta-Zellen der Bauchspeicheldrüse zeigte. Bei den Ratten, die mit Moringa behandelt wurden, konnten diese degenerativen Veränderungen rückgängig gemacht werden. Diese Beobachtung führen die Forscher auf die antioxidative Fähigkeit von Moringa zurück.

INFO

ANTIOXIDANTIEN SIND WICHTIG BEI DIABETES

Auch von den Antioxidantien, die Moringa enthält, profitiert natürlich jeder Mensch, aber der Diabetes-Patient besonders. Denn wenn der Blutzuckerspiegel erhöht ist, steigt auch die Anzahl an freien Radikalen, die von den Antioxidantien gebunden werden können. Allerdings funktioniert das nur mit natürlichen Antioxidantien, nicht mit künstlichem Vitamin C oder E, das, wie die Universität Jena herausfand, sogar den positiven Effekt umkehren kann.

MORINGA FÜR HAUSTIERE

Auch für das Wohl unserer Haustiere leistet Moringa einen wertvollen Beitrag. Ob klein oder groß – mit Moringa sind alle Ihre Lieblinge rundum versorgt.

HUND, MEERSCHWEINCHEN & CO.

Die Mineralien, Ballaststoffe, Vitamine und der hohe Anteil an pflanzlichem Eiweiß in Moringa sind für Tiere eine super Ergänzung zum konventionellen Futter. Sie werden den Unterschied spüren! Das Fell wird glänzender, die Verdauung reguliert und das Tier ist nicht mehr so anfällig für Würmer und Milben. Ihr Liebling ist einfach rundum versorgt und gut drauf. Und was die Krankheiten betrifft, auf die im »Menschen-Kapitel« näher eingegangen wird: Auch Tiere mit Sehschwäche, Arthritis, Diabetes, Übergewicht und Allergien profitieren von Moringa. In den sensiblen Lebensabschnitten, in denen der Nährstoffbedarf erhöht ist, zum Beispiel bei trächtigen Tieren, im Welpen- und Seniorenalter, ist der Zusatz von Moringa besonders wichtig.

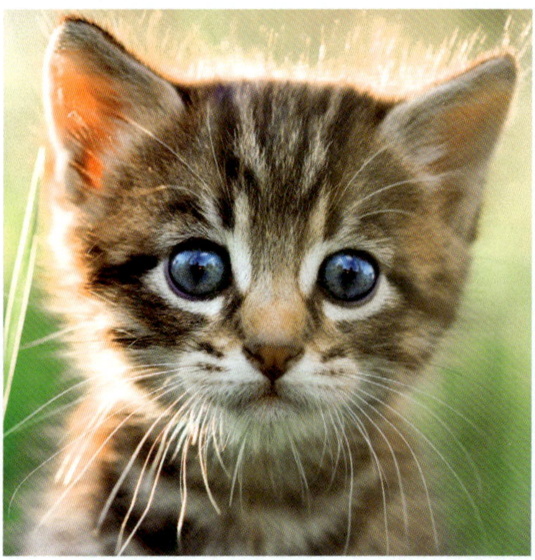

DURCH STUDIEN BELEGT

»Seitdem meine Kaninchen Moringa im Futter bekommen, räumen wir alle Preise auf den Ausstellungen ab«, schrieb das Mitglied eines Kaninchenzüchtervereins.
Wen wundert's? Auch Tiere reagieren auf Superfood! Für die Skeptiker habe ich hier auch eine Studie gefunden, die das Erfahrungswissen wissenschaftlich untermauert. Die Studie wurde 2011 von den Wissenschaftlern Djakalia, Guichard und Soumaila durchgeführt. Untersucht wurden über sieben Wochen lang junge Kaninchen, die Moringa zusätzlich zum Futter bekamen, und eine Kontrollgruppe, die kein Moringa bekam. Die Forscher stellten fest, dass die

»Moringa-Kaninchen« schneller wuchsen und auch an Gewicht zulegten als die Kontrollgruppe. Außerdem bekamen viele der »normal ernährten« Kaninchen die Krätze (das ist eine Hautkrankheit, die von Parasiten ausgelöst wird) und Blähungen – die Moringa-Gruppe dagegen nicht. Das führen die Forscher auf die bakterientötende Wirkung von Moringa zurück. Ferner hatten die Moringa-Kaninchen einen schlankeren Korpus durch weniger Fetteinlagerungen in den Muskeln.

DOSIERUNG

Für kleine Haustiere wie Meerschweinchen, Kaninchen, Hamster und kleine Hunde genügt eine Messerspitze Moringapulver, einfach über das normale Futter gestreut. Bei Katzen und größeren Hunden (ab ungefähr 9 Kilo) können Sie täglich einen halben Teelöffel ins Futter mischen. Gerne gebe ich auch einige Tropfen Moringaöl dazu. Eine Studie des Nogutchi Memorial Medical Research Centers in Ghana fand heraus, dass Moringa keine toxische Wirkung hat, auch wenn die empfohlene Dosis weit überschritten wird. Dazu gab man Ratten, Mäusen und Kaninchen die 15-fache Menge der empfohlenen Dosis und trotzdem konnten keine Nebenwirkungen festgestellt werden. Bei der Fellpflege, allergischen Ausschlägen oder trockenen, juckenden Stellen, bewirkt das Moringaöl wahre Wunder! Die Haut beruhigt sich und der Befall durch Bakterien, der oft zu einer Superinfektion der Haut führt, kann verhindert werden. Verteilen Sie dazu das Öl in Ihren Händen und massieren Sie es in das Fell ein. Das Fell lässt sich auch leichter kämmen und verschmutzt nicht so schnell. Lesen Sie hierzu »Moringa für die Schönheit« ▸ **siehe Seite 45.**

MORINGA FÜR PFERDE

Pferde profitieren enorm von dieser nährstoffreichen Pflanze. Ob gegen Entzündungen, bei Übergewicht und Allergien oder einfach nur als »natürliches Doping«, Moringa macht Pferde fit. Auch bei Angst- und Panikpferden hat sich die Gabe von Moringa bewährt. Nur die Dosierung unterscheidet sich natürlich: Pferde brauchen täglich einen Esslöffel Moringa im Futter.

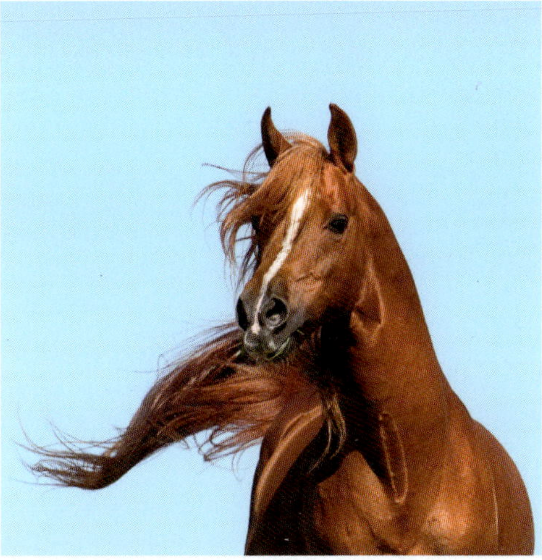

Mineralstoffe lindern Diabetes

Vor allem die Mineralstoffe Chrom, Magnesium und Zink unterstützen den Körper bei Diabetes und beugen einer Erkrankung vor. Das Nährstoffprofil von Moringa ist darum wirklich optimal auf die Bedürfnisse von Diabetikern und Menschen mit chronischen Entzündungen zugeschnitten.

CHROM

Chrom ist ein essentielles Spurenelement, was bedeutet, dass der Körper es nicht selbst herstellen kann. Chrom spielt eine entscheidende Rolle für den Blutzuckerspiegel, da es diesen kontrolliert, indem es sich am Insulin festsetzt und dessen Fähigkeit, Glukose in Kohlendioxid zu verwandeln, verhundertfacht. So erklären es sich die Wissenschaftler, auch wenn der Mechanismus noch nicht komplett entschlüsselt ist. Aber es scheint, dass Typ-II-Diabetiker durch Chrom eine verbesserte Insulinsensibilität und weniger Gewichtszunahme erreichen können, wie man in einer Studie von Cefalu und Hu nachlesen kann. Doch wie bei vielen anderen Themen gibt es auch hier widersprüchliche Ergebnisse und Studien, in denen andere Chrom-Präparate verwendet wurden, die nicht den gewünschten Effekt zeigten. Denn es macht einen großen Unterschied, ob Sie einen synthetischen Stoff einnehmen oder ein Naturprodukt, in dem der Wirkstoff in seinem natürlichen Verbund vom Körper besser aufgenommen werden kann.

MAGNESIUM

Ein Mineralstoff, der für Diabetiker eine besondere Rolle spielt, ist Magnesium. Eine Studie der Universität Hohenheim zeigte, dass 89 % der insulinpflichtigen und 85 % der nicht insulinpflichtigen Diabetiker an einem Magnesiummangel leiden. Wenn der Blutzuckerspiegel erhöht ist, verändert sich die Nierenfunktion und somit wird vermehrt Magnesium über den Urin ausgeschieden. Eine Studie aus Mexiko fand heraus, dass Menschen mit Magnesiummangel ein 2,5-mal höheres Risiko haben, an Diabetes zu erkranken, als Menschen mit einem normalen Magnesiumspiegel.

Magnesium ist also eine Art Prophylaxe gegen Diabetes. Wenn Sie bereits Diabetiker sind, hilft Magnesium, die Wirkung des Insulins zu verbessern und beugt entzündlichen Veränderungen an den Gefäßwänden vor, die das Risiko für Herz-Kreislauf-Erkrankungen erhöhen. Zudem hilft es, den Cholesterinspiegel zu senken, indem es das »böse Cholesterin« LDL um bis zu 12 % senkt und das »gute« HDL um bis zu 22 % ansteigen lässt.

ZINK

Vielleicht ist Ihnen Zink als immunstärkendes Mittel bekannt, das im Winter vor Erkältungen schützt. Doch Zink nimmt auch eine Schlüsselrolle im Stoffwechselgeschehen von Diabetikern ein. So konnte in zahlreichen Studien ein Zinkmangel bei Diabetikern festgestellt werden, weil diese mehr Zink über den Urin ausscheiden. Dadurch wird die Entstehung des Typ-II-Diabetes begünstigt und die Symptomatik bei einem bestehenden Diabetes verschlechtert. So fand die Universität Galveston in Texas heraus, dass Zink die Insulinwirkung bei Diabetikern unterstützt und somit die Blutzuckerregulation verbessert. Zusätzlich wirkt sich die antientzündliche Wirkung von Zink günstig auf die Wundheilung aus, zum Beispiel bei einem »diabetischen Fuß«.

Moringa als Aphrodisiakum

Ja meine Herren, das hätten Sie jetzt in so einem Gesundheitsratgeber nicht erwartet, was? Um ehrlich zu sein, wenn es nicht eine hochwissenschaftliche Studie dazu gäbe, wäre es nur in der Rubrik »Kurioses über Moringa« gelandet. Aber da es nun einmal Teil der Forschung ist, sollte es Ihnen nicht vorenthalten werden.

Die Studie wurde 2013 an der Universität Maharashtra in Indien durchgeführt und in

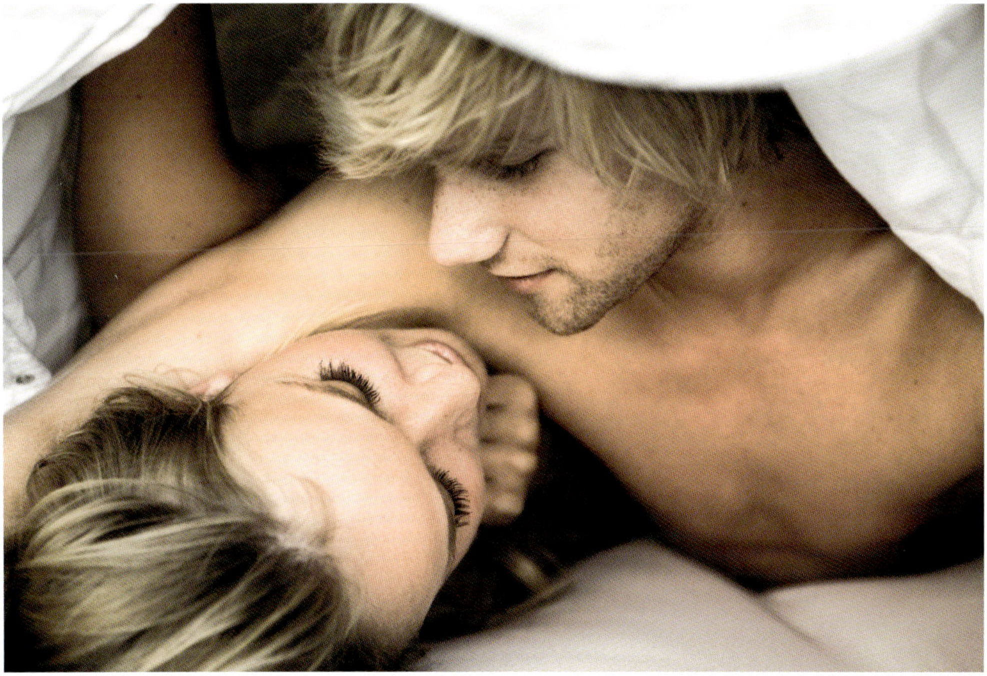

Forscher fanden heraus, dass die Einnahme von Moringa die Libido steigert.

der Zeitschrift »International Journal of Pharmacy and Pharmaceutical Science« veröffentlicht. Im Rahmen dieser Studie wurden männliche Albino-Ratten über einen Zeitraum von 21 Tagen mit einem Extrakt aus Moringa gefüttert. Beobachtet wurde das Paarungsverhalten und die Libido der Ratten. So fand man heraus, dass sich die Libido der Ratten steigerte und außerdem die Latenzzeit zwischen den Paarungen verkürzt wurde. Gleichzeitig konnten die Forscher keine Nebenwirkungen feststellen. Die Wissenschaftler sehen in Moringa aus diesem Grund eine verheißungsvolle Therapie bei sexuellen Störungen.

INFO

DEN HISTAMINSPIEGEL SENKEN

Der Botenstoff Histamin wird bei Allergien, Entzündungen und Verletzungen der Haut ausgeschüttet. Er sorgt für die Rötung der Haut, für Quaddelbildungen, Juckreiz und Schleimhautschwellung, beispielsweise in der Nase oder in den Bronchien. Durch seine Wirkstoffe Quercetin (ein Flavonoid) und Methionin, aber auch durch Calcium, Mangan und die Omega-3-Fettsäuren reduziert Moringa die Bildung von Histamin und begünstigt dessen Abbau.

Moringa bei Allergien und chronischen Entzündungen

Stellen Sie sich vor, Ihr Wachhund beißt nicht mehr nur potenzielle Einbrecher, sondern fast jeden, der zu Besuch kommt! So ungefähr muss man sich eine Allergie vorstellen. Eigentlich ist unser Immunsystem dazu da, uns vor Eindringlingen zu schützen. Doch bei Allergikern ist das Immunsystem übereifrig und reagiert auf Stoffe, die dem Körper eigentlich nicht gefährlich werden können, beispielsweise Pollen, Hausstaubmilben, Tierhaare oder auch bestimmte Nahrungsmittel.
Diese Reaktionen können zu einer chronischen Entzündung führen und jede länger andauernde Entzündung im Körper, sei es eine Hautkrankheit, eine Darmentzündung oder die Entzündung eines Gelenks, belastet den Körper sehr stark.

Gegen freie Radikale

Gerade bei entzündetem Gewebe bilden sich viele freie Radikale, die, wenn man sie lässt, ihr Unwesen treiben ▸ **siehe Seite 13**. Die stark antioxidative Wirkung von Moringa hilft, die freien Radikalen zu binden und auf diese Weise unschädlich zu machen.

Enzyme gegen die Entzündung

Enzyme sind Katalysatoren, die an fast allen Stoffwechselvorgängen im Körper beteiligt sind. Sie helfen bei Entzündungen, indem sie entzündliche Botenstoffe (Antigen-Antikörper-Komplexe) beseitigen, schmerzlindernd wirken, die Zahl der Fresszellen steigern und den Abtransport der Reste der Immunreaktion beschleunigen. So wirken sie zweifach: Zum einen klingt die Entzündung schneller ab, zum anderen wird die Heilung beschleunigt.

Moringa bei Asthma

Die folgende Studie wurde 2008 am pharmakologischen Institut Ahmedabad in Indien durchgeführt: 20 Patienten mit leichtem bis mittelschwerem Asthma bekamen über drei Wochen pulverisierte Moringasamen, die sie mit Wasser tranken. Geprüft wurde das Atemvolumen mit Hilfe eines Spirometers, einem Gerät, mit dem das Lungen- beziehungsweise Atemvolumen getestet wird. Gemessen wurde die Luftmenge, die bei stärkster Anstrengung mit einem Mal ausgeatmet werden kann, sowie die Luftmenge, die in einer Sekunde ausgeatmet werden kann. Doch außer der Lungenfunktion wurden auch noch Symptome beobachtet wie Kurzatmigkeit, Engegefühl in der Brust, Husten und Luftnot.

Das Erstaunliche: In allen Bereichen zeigten sich Verbesserungen. Nicht nur das Lungenvolumen verbesserte sich, sondern auch die Heftigkeit der Asthmaanfälle und die Beschwerden wie Kurzatmigkeit, Engegefühl, Husten und Luftnot wurden deutlich gelindert. Über unerwünschte Nebenwirkungen klagte keiner der Patienten. Die Forscher sehen darum in Moringa eine erfolgversprechende Therapie bei Asthma.

Moringa für die Schönheit

Sie hatten es wohl schon im Gefühl, die alten Ägypter, denn auch ohne Studien, die das belegen, haben sie Moringaöl als Schönheitselexier benutzt. Aber kommen wir erst einmal zu den wissenschaftlichen Fakten.

Zeatin stoppt die Hautalterung

An erster Stelle steht hier der Botenstoff Zeatin, den ich Ihnen bereits vorgestellt habe ▸ **siehe Seite 25.** Hierzu gibt es eine schöne Studie aus dem Jahr 2005, in der Forscher

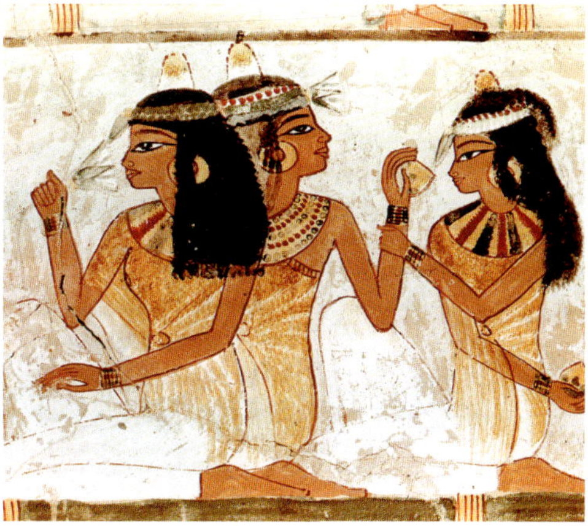

Bereits im alten Ägypten wurde Moringaöl zur Pflege von Haaren und Haut genutzt.

von der Universität Aarhus in Dänemark testeten, welchen Einfluss Zeatin auf den Alterungsprozess der menschlichen Haut hat. Dazu wurden Fibroblasten, die Zellen der Lederhaut, die für die Herstellung der Elastin- und Kollagenfasern verantwortlich sind, mit Zeatin behandelt. Man konnte nachweisen, dass die behandelten Hautzellen deutlich »verjüngt« waren. Zum Beispiel wurden intrazelluläre Ablagerungen vermindert. Auch die zelluläre Fähigkeit, reaktive Sauerstoffverbindungen (diese können durch UV-Licht, Entzündungen, Zellalterung und Karzinogene entstehen) und oxidativen Stress zu zersetzen, konnte durch die Behandlung mit Zeatin verbessert werden.

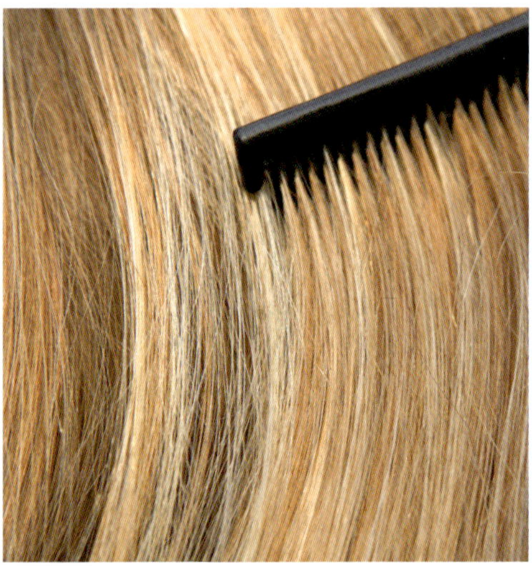

Vor allem trockenes Haar profitiert von Moringaöl und wird glänzend und geschmeidig.

Um es verständlich zusammenzufassen: Die Zellen waren in der Lage, sich gegen freie Radikale, die maßgeblich an der Hautalterung beteiligt sind, zu wehren. Es konnten in der Studie keine negativen Effekte des Botenstoffs entdeckt werden. Die Forscher bescheinigten dem Botenstoff Zeatin einen klaren Anti-Aging-Effekt für die Haut!
Doch Zeatin verjüngt nicht nur die Hautzellen, es dient auch als »Einschleuser«, der Nährstoffe in die Haut einbringen kann und auf diese Weise auch Ihre Hautcreme effektiver und wirksamer macht.

Praxiserfahrungen

Keine Studie, lediglich die Erfahrung aus der Praxis zeigt, dass das Moringaöl sehr gut von Allergikern vertragen wird. Selbst kritische Stellen wie die Ellenbeugen oder Kniekehlen, wo die Haut leicht einreißt, nässt oder aufspringt, lassen sich sehr gut mit diesem Öl behandeln. Die Haut beruhigt sich durch die antientzündlichen Wirkstoffe, und die antibiotischen Fähigkeiten des Öls verhindern eine bakterielle Infektion. Die Hautstelle schließt sich schnell und fühlt sich wieder geschmeidig an.
Auch Patienten, die an leichten Pigmentstörungen und Rötungen der Haut litten, berichteten von Erfolgen. Verwenden Sie das Öl auch als Pflege für trockenes Haar, indem Sie eine kleine Menge Öl in die trockenen Haarspitzen kneten. Staunen Sie über Glanz und Geschmeidigkeit Ihrer Haare.

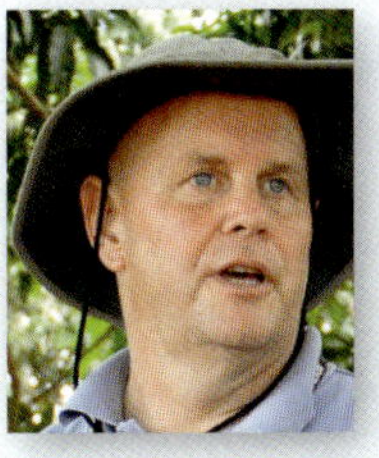

INTERVIEW
mit Ken Winebark, Mercy Ships

Ken Winebark ist Programmmanager im Bereich Landwirtschaft der Hilfsorganisation Mercy Ships. Diese bringt dringend benötigte medizinische Hilfe und langfristige Entwicklungszusammenarbeit in die ärmsten Länder der Erde.

Herr Winebark, welche Hilfsprojekte mit Moringa verfolgen Sie?
In jedem Land, in dem wir über Ernährung und Landwirtschaft aufklären, informieren wir die Menschen über den Moringabaum. Oft wissen die Einheimischen nicht über die Heilkraft von Moringa Bescheid, also zeigen wir ihnen die Bäume und bringen ihnen bei, wie sie sie nutzen können.

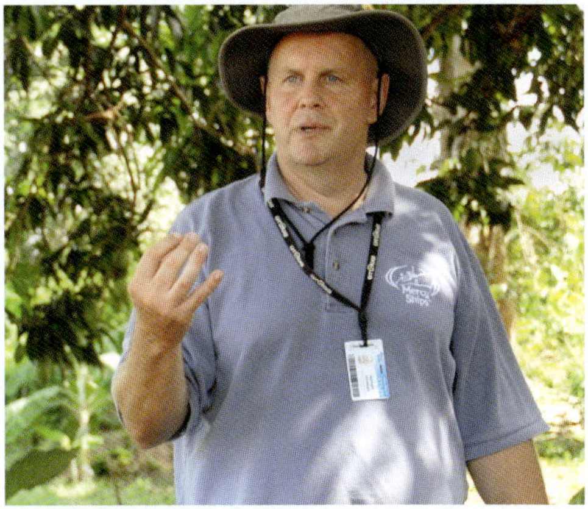

Seit wann setzen Sie Moringa ein?
Wir schulen die Menschen zum Thema Moringabaum seit 2005. Im Jahr 2009 hinzugekommen ist unser Ernährungsprogramm für die Kinder auf den Schiffen. Unsere Organisation verfügt über das weltweit größte private Hospitalschiff, die »Africa Mercy«, mit einer ständigen Besatzung von über 400 ehrenamtlichen Mitarbeitern aus nahezu 40 Nationen.

Wer bekommt bei Ihnen Moringa und welche Ergebnisse konnten Sie durch die Einnahme beobachten?
Auf den Mercy-Schiffen nutzen wir Moringa für die unterernährten Kinder und die älteren Menschen, weil diese Gruppe einfach am empfindlichsten auf eine mangelhafte

Ernährung reagiert. Empfehlen können wir Moringa aber für jedermann, in Afrika auch dringend für schwangere und stillende Frauen. Wir konnten nämlich sowohl eine drastische Erhöhung der Muttermilch als auch die Geburt von starken, gesunden Babys nach der Gabe von Moringa in der Schwangerschaft beobachten. Bei den mangelernährten Kindern konnten wir eine schnellere Gewichtszunahme feststellen, wenn den Kindern Moringa zum Essen gegeben wurde. Bei Erwachsenen jeden Alters stellten wir eine erhöhte Vitalität, Energie und Stärke fest. Außerdem konnten wir beobachten, dass an Malaria erkrankte Menschen sich viel schneller erholten, wenn sie Moringa zu sich nahmen.

Ist Ihnen eine besondere Geschichte noch im Gedächtnis?

Ja, die Geschichte von Joseph aus Liberia. Er wurde mit 17 Monaten auf einem Bananenblatt zum Sterben ausgesetzt. Zu diesem Zeitpunkt hatte er die Größe und das Ge-

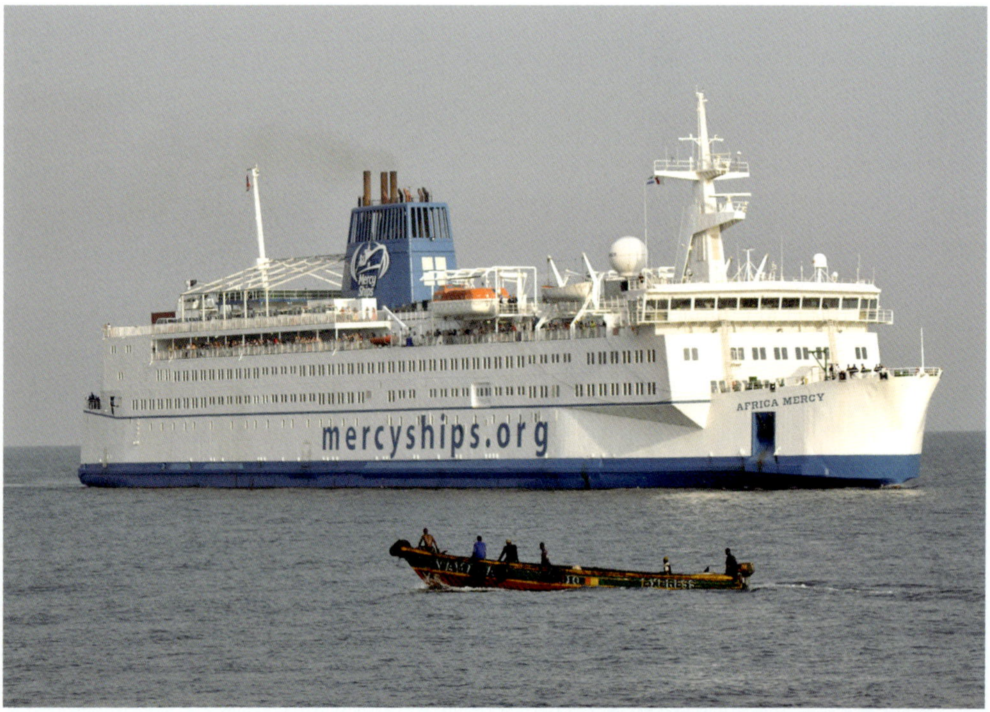

wicht von einem drei Monate alten Baby und die Eltern sahen keine Chance für ihn. Ein Ehepaar, das von Mercy-Ships-Mitarbeitern über Moringa geschult wurde, brachte den Jungen ins Krankenhaus nach Monrovia, doch dort sagte man ihnen, für diesen Jungen könne man nichts mehr tun. Das Ehepaar wollte Joseph nicht aufgeben und beschloss, das Kind auf eigene Faust mit Moringa zu füttern. Das Ergebnis war unglaublich: Innerhalb von 2,5 Wochen war der Junge gewachsen und wohlgenährt. Das Paar brachte den Jungen in sein Dorf zurück, wo man ihn erst überhaupt nicht erkannte. Doch die Mutter war sich sicher: »Das ist mein Joseph!«

Gibt es noch andere Wirkungen von Moringa, die Sie feststellen konnten?

Wir konnten durch die Gabe von Moringa eine entzündungshemmende und schmerzlindernde Wirkung beobachten, zum Beispiel bei Arthritis. Außerdem stellten wir eine bessere Heilung von Ulzerationen (Hautgeschwüren) fest sowie eine Stabilisierung des Blutzuckers bei Diabetes, die Verbesserung des Hautzustands und auch eine Stärkung des Immunsystems.

INFO

DER MORINGABAUM – EINE CHANCE FÜR ENTWICKLUNGSLÄNDER

Gerade für die ärmsten und hungerleidenden Länder ist Moringa eine große Chance, denn ...

- der Baum wächst auch unter widrigen Umständen und gerade dort, wo die Menschen unter Dürre, Armut und Hunger leiden.
- er braucht kaum Wasser und trägt auch noch am Ende der Trockenzeit, wenn die Nahrung sehr knapp wird, seine essbaren Blätter.
- 0,1 Gramm Moringasamen machen 1 Liter mit Bakterien verseuchtes Wasser trinkbar. Das würde viele Krankheiten, die wegen verunreinigten Wassers auftreten, verhindern.
- der Mangel an Vitamin A ist der Hauptgrund für die Kindersterblichkeit und die zahlreichen Erblindungen in Afrika. Schon eine geringe Menge Moringa könnte das verhindern.
- wenn man mit Moringa düngt, können nährstoffarme Böden landwirtschaftlich nutzbar gemacht werden. Auf diese Weise können sich die Bauern besser selbst versorgen.

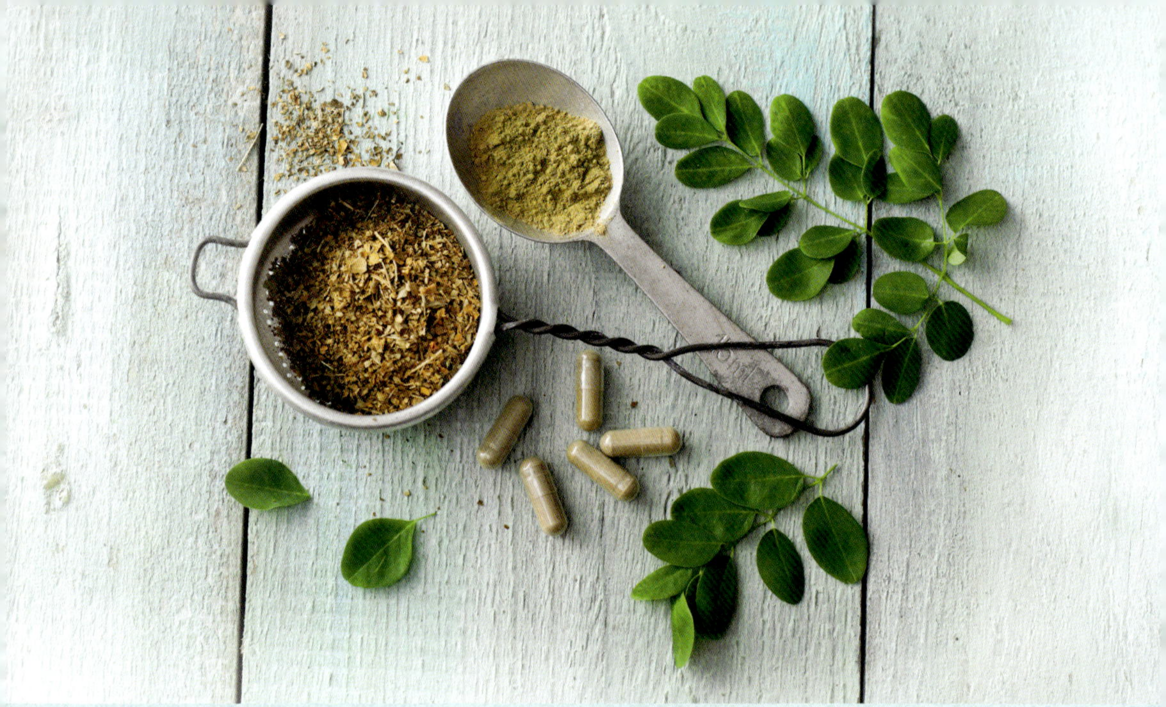

DARREICHUNGSFORMEN UND DOSIERUNG

Moringa bekommt man in verschiedenen Darreichungsformen: als Pulver aus den getrockneten und pulverisierten Blättern des Baumes, als Kapseln, die mit dem Blattpulver gefüllt sind, und als Tee, meist einem gröberen Schnitt der getrockneten Blätter. Außerdem gibt es das Moringaöl, auch Behenöl genannt, und die Moringasamen. Falls Sie aus diesen einen Baum pflanzen möchten, folgen Sie der Anleitung auf Seite 22.

Die Qualität ist entscheidend

Wie bei vielen anderen Naturprodukten sind die Qualitätsunterschiede auf dem Markt groß. Bei Moringa insbesondere deshalb, weil viele Länder Moringaplantagen ursprünglich zur Biodieselgewinnung angelegt haben. Jetzt, wo die Nachfrage nach Moringa stark gestiegen ist, weil viele Länder diese tolle Pflanze für sich entdeckt haben, wittern sie das große Geschäft. Nur leider ist diese Ware stark mit Pestiziden verseucht, aber eben billig. So können viele hohe Margen eingestrichen und der Verbraucher mit selbstausgedachten Biosiegeln und Versprechungen über Naturware in die Irre geführt werden. Deshalb sollten Sie gründlich prüfen, was Sie kaufen. Schauen Sie sich das europäische Biosiegel genau an. Es ist geschützt und unterliegt strengen Qualitätskontrollen. Auch sollte die Ware nach Möglichkeit in einem deutschen Labor getestet worden sein. »Geiz ist geil« sollte, wenn es um die Gesundheit geht, nicht das Credo sein. Wenn Moringa nach den Biorichtlinien angebaut, geerntet und getrocknet wurde, die Arbeiter vor Ort fair entlohnt wurden und deutsche Labore die Ware kontrolliert haben, so hat das seinen Preis, den das Produkt auch absolut wert ist. Deshalb sehen Sie von dubiosen Moringa-Schnäppchen ab und kaufen Sie für die Gesundheit nur allerbeste Qualität.

Wie nimmt man Moringa ein?

Wir wissen ja jetzt schon: Moringa ist nicht wegen seines Geschmacks berühmt geworden. Der ist nämlich aufgrund der Senföle scharf, ein bisschen so wie Meerrettich. Wenn Sie also mit Schärfe kein Problem haben, können Sie gerne das Moringapulver über Ihr Müsli, den Joghurt oder Ähnliches streuen. Im Rezeptkapitel sind einige leckere Anregungen zusammengestellt, bei denen der Geschmack von Moringa gut mit den restlichen Zutaten harmoniert.
Wenn das aber so gar nicht Ihr Ding ist, können Sie auch auf Moringakapseln umsteigen. Die Kapseln sind meist vegan, geschmacksneutral, lösen sich im Magen auf und der Körper wird auch so mit allen Nährstoffen versorgt.

Dosierung

Als Dosierung empfehle ich immer gerne eine sanfte Eingewöhnung. Fangen Sie mit 1 Kapsel oder 0,5 Teelöffeln Pulver am Tag an. Durch den hohen Anteil an Chlorophyll und durch die entgiftende Wirkung kann es am Anfang zu einem etwas dünneren Stuhl kommen. Das dauert meist nur ein paar

WICHTIG

LANGSAM STARTEN
Wir sind in Europa noch etwas vorsichtiger in der Dosierung. In Amerika, wo Moringa schon deutlich länger Furore macht und sehr berühmt ist, werden noch viel höhere Mengen eingenommen. Aber lassen Sie es uns vorsichtig angehen, die Menge erhöhen können wir immer noch. Erst einmal sollten Sie schauen, ob Sie Moringa auch gut vertragen.

MEIN PERSÖNLICHER TIPP

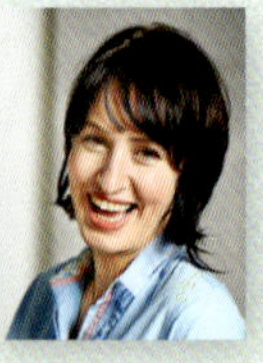

MORINGA IM TEE

Kinder können oft keine Kapseln schlucken. Außerdem mögen sie den Geschmack von Moringa meistens nicht. Ich habe gute Erfahrungen mit koffeinfreiem Chai-Tee gemacht. Dieser Gewürztee »kaschiert« die Schärfe des Moringapulvers und wird von Kindern besser akzeptiert. Einfach einen Chai-Tee kochen – etwa Sweet-Chai oder Lakritz-Chai – und lauwarm abkühlen lassen, damit die Nährstoffe nicht von der Hitze zerstört werden. Dann das Pulver und – wer es mag – einen kleinen Schluck Milch dazu.

Tage. Nach etwa einer Woche können gesunde Erwachsene auf 2 Kapseln oder 1 Teelöffel Pulver aufstocken. Wer unter einer chronischen oder entzündlichen Erkrankung leidet oder erkältet ist, kann die Dosis auf 3 bis 4 Kapseln oder 1,5 bis 2 Teelöffel erhöhen. Je nach Alter, Größe und Körpergewicht unterscheidet sich die Dosierung für Kinder: angefangen bei 1 Messerspitze für Kleinkinder bis zu 1 Kapsel oder 0,5 Teelöffeln für Schulkinder. Teenager können eine Erwachsenenportion vertragen.

Eine Art »Therapiepause« braucht man bei Moringa eigentlich nicht, denn man macht ja auch keine Pause von gesundem Essen. Trotzdem empfehle ich, um etwaige Gewöhnungseffekte zu vermeiden, einmal im Jahr eine Pause von ungefähr vier Wochen einzulegen, ganz einfach nur um auf Nummer sicher zu gehen.

Der Moringatee

Obwohl den temperaturempfindlichen Vitaminen bei Tee keine große Rolle mehr zukommt, ist Moringatee sehr gesund und sogar wohlschmeckend! Geschmacklich ähnelt er grünem Tee. Einfach 1 Teelöffel Moringatee mit heißem, nicht mehr kochendem Wasser aufgießen, 7–10 Minuten ziehen lassen – fertig! Den Moringatee können auch Kinder trinken, da er kein Coffein enthält.

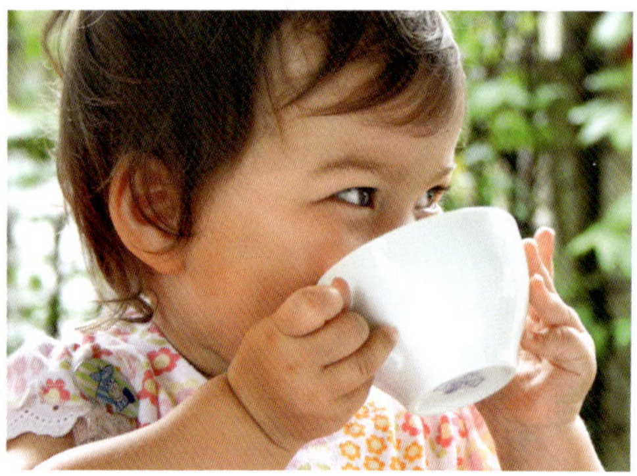

Mögen Kinder den Geschmack von Moringa nicht, mischen Sie das Pulver in Chai-Tee.

WAS STECKT IN MORINGA?

Der Wunderbaum versorgt uns mit unglaublich vielen Vitalstoffen. Hier sehen Sie, wie viel Nährstoff 100 g Moringa im Vergleich zu 100 g eines anderen Lebensmittels enthalten.

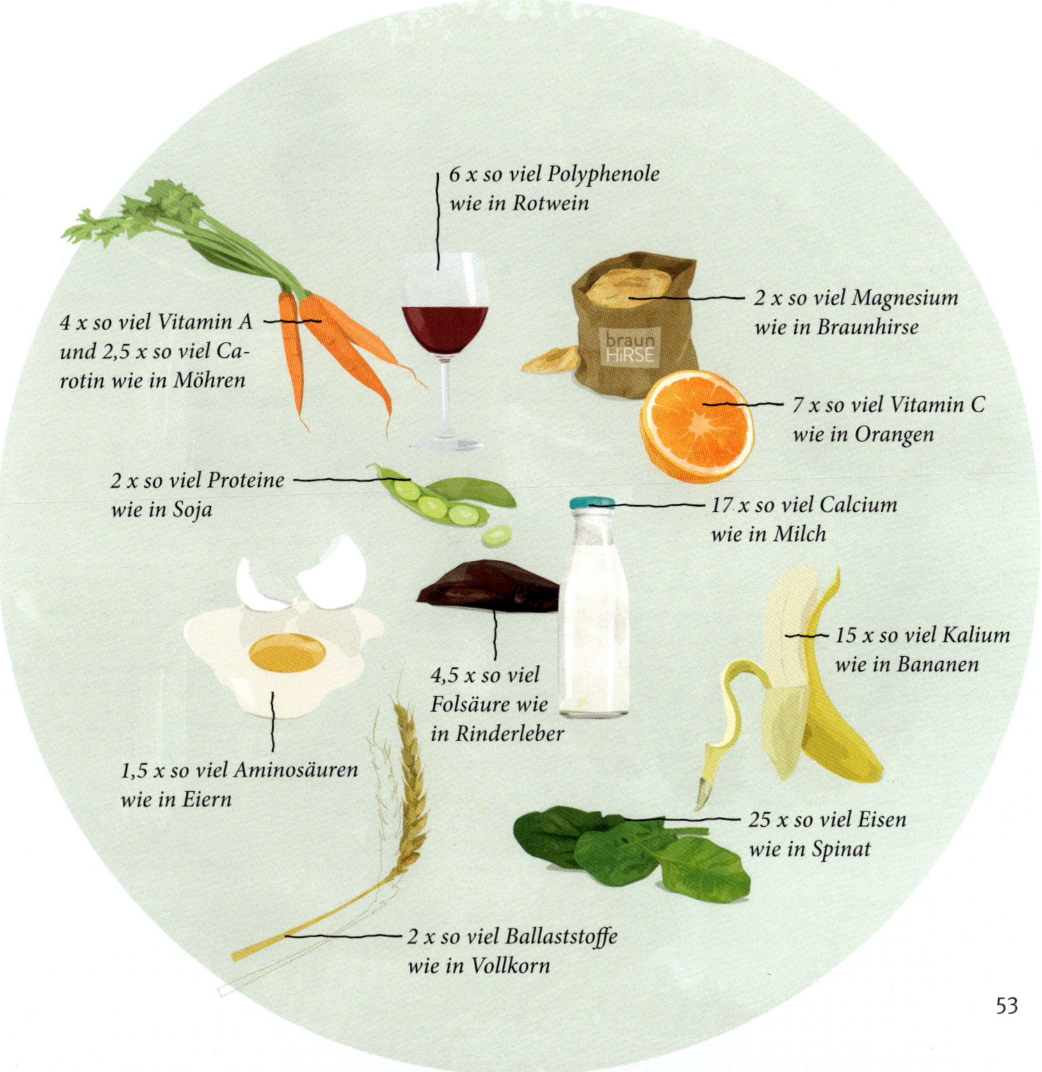

6 x so viel Polyphenole wie in Rotwein
4 x so viel Vitamin A und 2,5 x so viel Carotin wie in Möhren
2 x so viel Magnesium wie in Braunhirse
braun HiRSE
7 x so viel Vitamin C wie in Orangen
2 x so viel Proteine wie in Soja
17 x so viel Calcium wie in Milch
15 x so viel Kalium wie in Bananen
4,5 x so viel Folsäure wie in Rinderleber
1,5 x so viel Aminosäuren wie in Eiern
25 x so viel Eisen wie in Spinat
2 x so viel Ballaststoffe wie in Vollkorn

Das Moringaöl

Presst man Moringasamen, entsteht das Moringaöl, auch Behenöl genannt. Die Samen sollten möglichst kalt gepresst werden, damit die Nährstoffe erhalten bleiben. Schon bei den alten Ägyptern war Moringaöl für medizinische Zwecke und zur Schönheitspflege hochgeschätzt. Ähnlich wie Olivenöl enthält es viele ungesättigte Fettsäuren und senkt, innerlich eingenommen, den Blutdruck und den Cholesterinspiegel.

Ein Jungbrunnen für die Haut

Äußerlich angewendet wird das Öl seinem Ruf als Anti-Aging-Wunder mehr als gerecht. Das Geheimnis seines verjüngenden Effekts steckt im Wirkstoff Zeatin, wovon Moringa ein Tausendfaches mehr enthält als jede andere Pflanze. Der Botenstoff schleust Wirkstoffe tief in die Haut ein. Zeatin reduziert die Faltentiefe, lässt Flecken verschwinden und macht das Hautbild feinporiger.
Die Industrie versucht aus diesem Grund, Zeatin künstlich herzustellen, aber das ist bis jetzt noch nicht gelungen.
Auch der Lotuseffekt des Öls wird gerne von der Kosmetikindustrie genutzt. So können Schmutzpartikel nach der Behandlung von Haut oder Haar mit dem Öl nicht mehr anhaften. Außerdem schützen die enthaltenen Ölsäuren die Haut vor der Bildung von freien Radikalen, die die Haut schneller altern lassen. Wegen seiner entzündungshemmenden und antibakteriellen Wirkung ist das Öl hervorragend für die Behandlung von empfindlicher, zu Entzündungen neigender Haut geeignet ▸ **siehe Kasten**.

MEIN PERSÖNLICHER TIPP

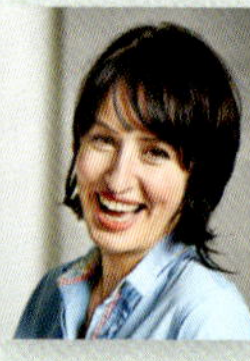

MORINGAÖL BEI NEURODERMITIS

In meiner Praxis empfehle ich das Moringaöl oft Neurodermitis-Patienten, die Probleme haben, ein Pflegeprodukt zu finden, das sie vertragen. Sie sind allesamt begeistert von der Wirkung, doch vor allem die Verträglichkeit wird als sehr gut bewertet. Auch bei Schuppenflechte pflegt das Öl optimal.

Anwendung

Moringaöl lässt sich leicht auftragen, hat einen angenehmen Duft und zieht gut ein. Ein weiterer Vorteil ist, dass dieses hochstabile Öl nie ranzig wird. Man kann es zur Massage benutzen oder als Hautpflegeprodukt verwenden. Da Moringaöl hitzebeständig ist, kann man damit auch braten und kochen. Oder Sie nutzen seine gesunden Eigenschaften, indem Sie es einfach über den Salat geben. Viele weitere leckere Ideen finden Sie im Rezeptteil ▸ **siehe Seite 59.**

HERSTELLUNG EINER MORINGA-GESICHTSCREME

Die einfachste Möglichkeit, das Öl als Gesichtspflege zu benutzen, habe ich Ihnen auf Seite 25 gezeigt, doch eine Moringacreme selbst herzustellen, macht viel mehr Spaß! Es ist auch nicht schwer und das Ergebnis wird Sie überraschen!

Das nachstehende Rezept eignet sich zur Herstellung einer Nachtcreme für normale bis trockene Haut. Die Creme versorgt die Haut reichhaltig mit Nährstoffen, zieht aber trotzdem gut ein. Wenn Sie eine extrem trockene Haut haben, können Sie die Creme auch als Tagespflege ausprobieren.

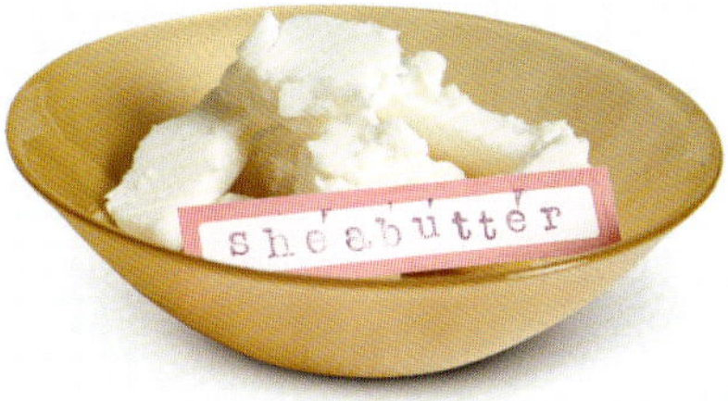

SIE BRAUCHEN:

50 ml abgekochtes Wasser
15 ml Moringaöl
5 g Tegomuls
2 g Bienenwachs
3 g Sheabutter
10 Tropfen Grapefruitkernextrakt (zum Konservieren)

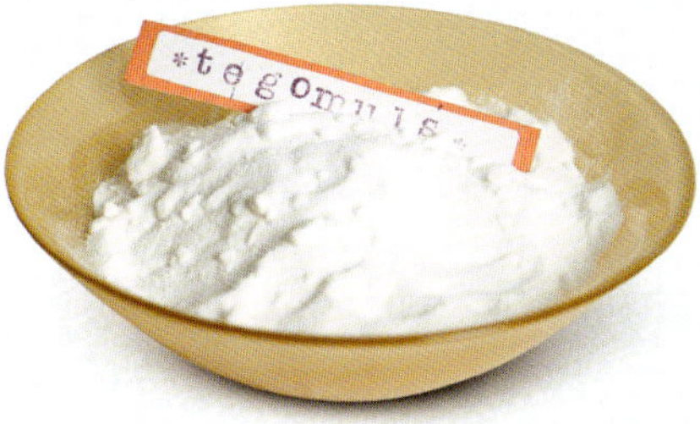

HARDWARE:

1 großer Topf
1 Laborthermometer (geht von –10 bis 110 Grad Celsius)
1 Messbecher oder Messlöffel mit kleinen Einheiten (1–5 ml)
Waage für Messungen im Grammbereich
1 feuerfestes Becherglas
1 Glasrührstab
1 frisches Geschirrtuch
1 Löffel
1 Spatel
1 Cremedöschen

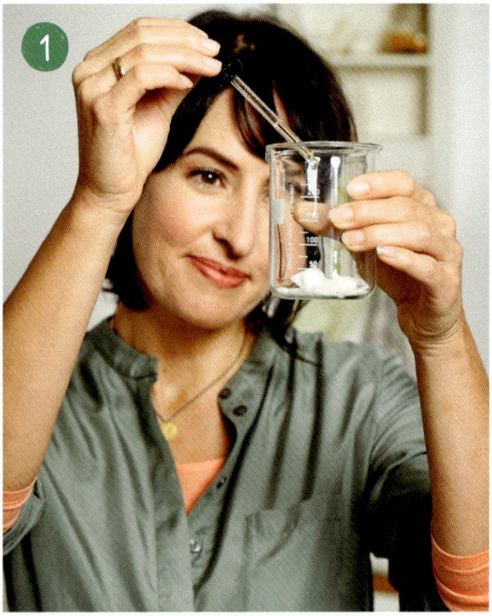
1

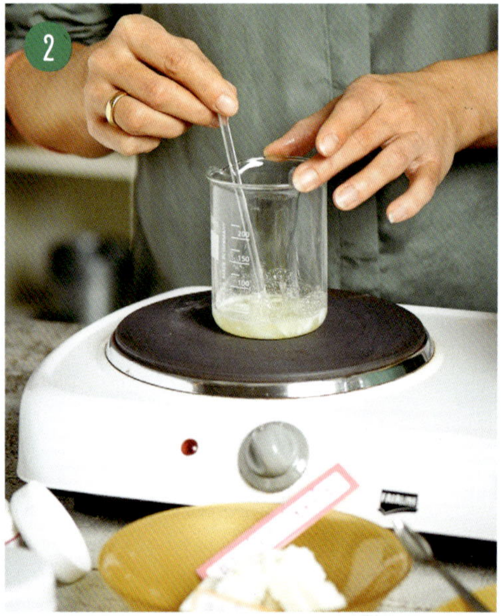
2

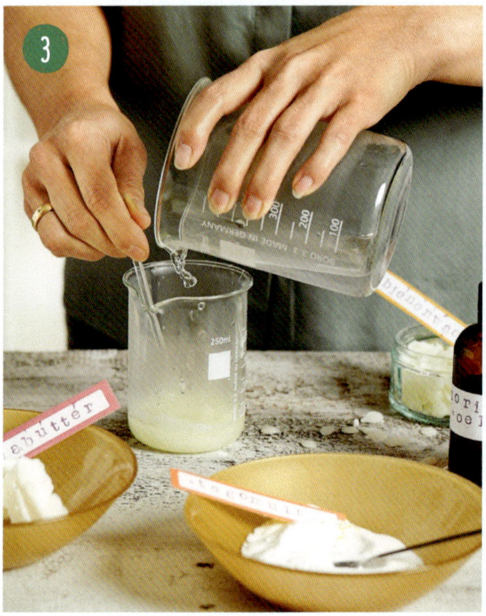
3

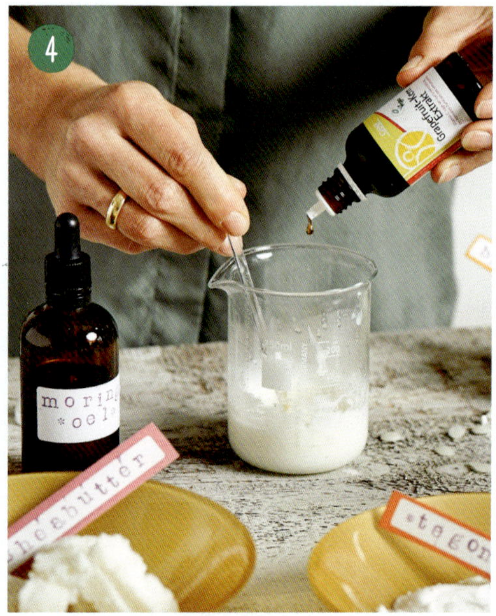
4

SO WIRD'S GEMACHT:

- Kochen Sie das Wasser für die Creme ab und lassen Sie es auf 65 bis 68 Grad Celsius abkühlen. Prüfen Sie die Temperatur mit dem Thermometer.
- 1 Messen Sie Moringaöl, Tegomuls, Bienenwachs und Sheabutter ab und füllen Sie alles in das feuerfeste Becherglas.
- 2 Stellen Sie das Glas auf die eingeschaltete Herdplatte, rühren Sie mit dem Glasstab um und warten Sie, bis alle Zutaten vollständig geschmolzen sind.
- Jetzt gilt es, das Wasser und die aufgelöste Fettphase auf die gleiche Temperatur, nämlich zwischen 65 und 68 Grad Celsius, zu bringen. Dazu müssen Sie nur das richtige Timing abpassen: Ist das Fett zu heiß, müssen Sie noch warten, wird das Wasser zu kalt, müssen Sie es nochmals etwas erhitzen. Kontrollieren Sie die Temperatur einfach immer mit dem Thermometer!
- 3 Wenn die Fettphase und das Wasser die gleiche Temperatur haben, wird das Wasser zuerst tröpfchenweise, dann in einem dünnen Strahl und unter ständigem Rühren mit dem Glasstab in die Fettphase geschüttet.
- 4 Fügen Sie die 10 Tropfen Grapefruitkernextrakt zur Mischung hinzu.
- Jetzt ist Ausdauer verlangt, denn die Creme muss gerührt werden, bis sie kalt ist. Na gut, wenn es Ihnen zu anstrengend wird, können Sie das Glas natürlich auch in ein kaltes Wasserbad stellen.
- Nun können Sie die Creme mit Hilfe des Spatels in das Cremedöschen füllen. Die schönste Konsistenz erhalten Sie, wenn Sie die abgefüllte Creme über Nacht in den Kühlschrank stellen.
- Ich empfehle immer, die Creme nur mit einem Spatel aus der Dose zu entnehmen, nicht mit den Fingern. Das verhindert, dass Keime in die Creme eindringen, die die Haltbarkeit verkürzen können.
- Durch das Grapefruitkernextrakt ist die Creme 2 bis 3 Monate haltbar. Wenn Sie sich eine duftende Hautpflege wünschen und es vertragen, können Sie die Creme zusätzlich mit 1 Tropfen Lavendel- oder Orangenöl anreichern.

WICHTIG

DIE HARDWARE ERST ABKOCHEN!

Ich kann es Ihnen nicht ersparen: Kochen Sie alle Utensilien vor der Zubereitung der Creme ab. Nichts ist ärgerlicher, als wenn die Creme schon nach kurzer Zeit von Keimen befallen und unbrauchbar ist. Ab mit der Hardware in einen Topf mit Wasser und alles einige Minuten sprudelnd kochen lassen. Fischen Sie die Utensilien mit einem Löffel aus dem Wasser und lassen sie auf einem sauberen Geschirrtuch abkühlen.

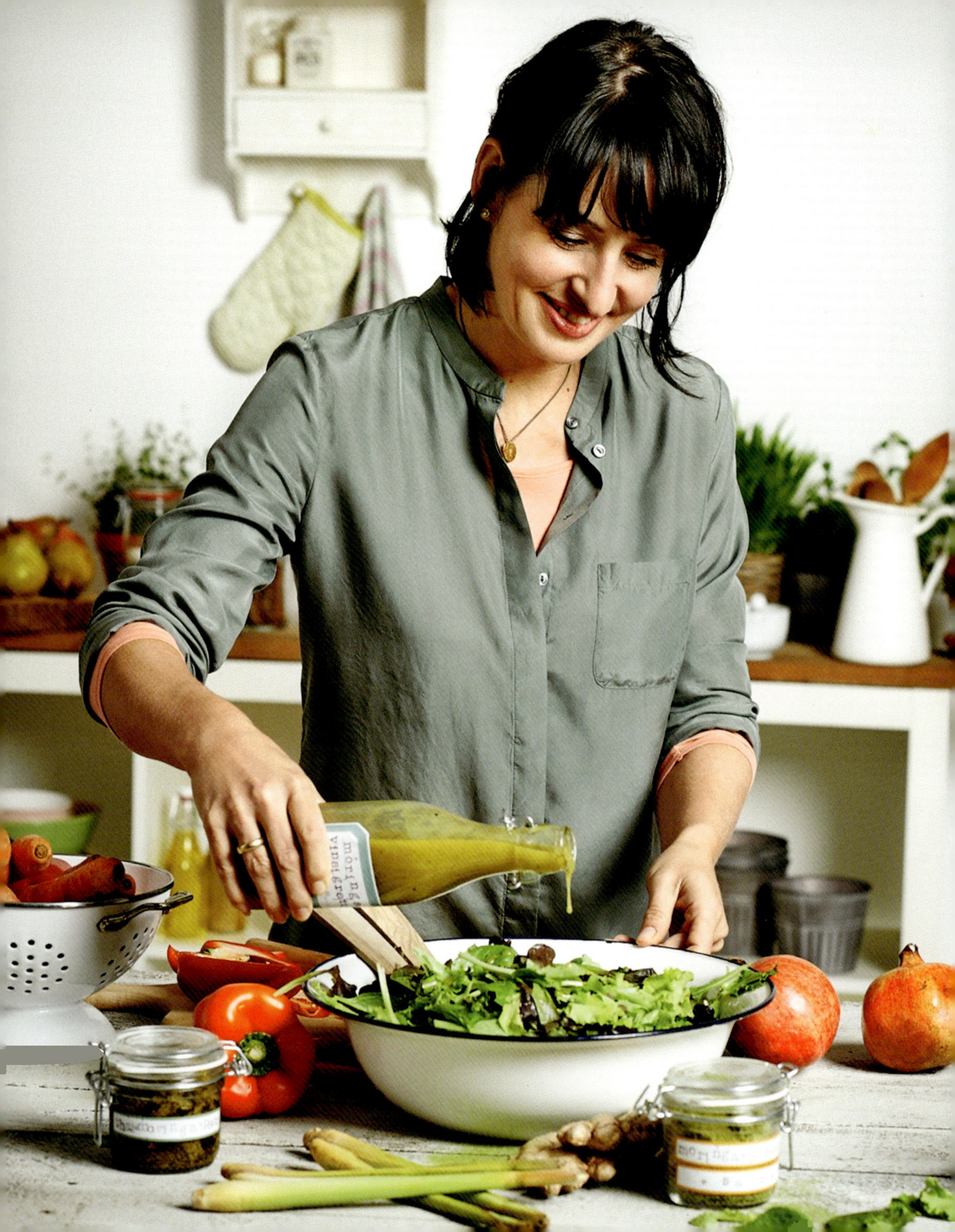

MORINGAREZEPTE FÜR JEDEN TAG

NUTZEN SIE DIE GESUNDE WIRKUNG VON MORINGA, INDEM SIE ES IN IHRE TÄGLICHE ERNÄHRUNG EINBAUEN. HIER FINDEN SIE LECKERE UND GANZ EINFACHE REZEPTIDEEN FÜR GROSS UND KLEIN.

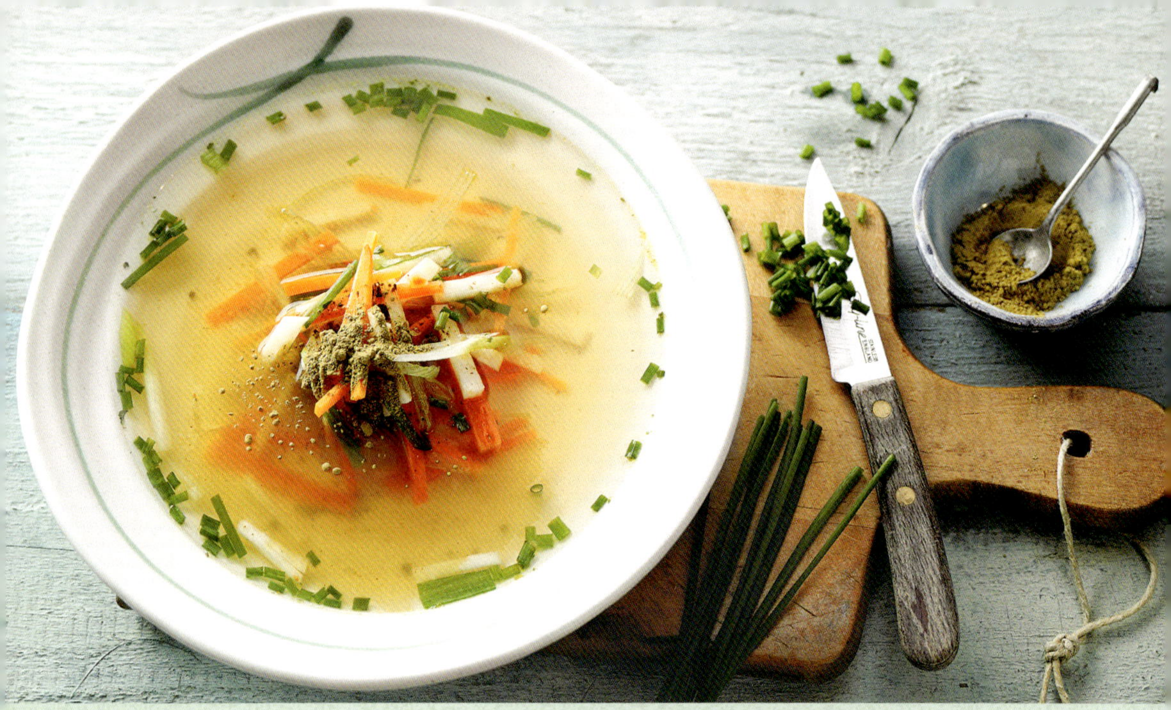

BASICS UND FRÜHSTÜCKSIDEEN

»Der Anfang ist die Hälfte des Ganzen«, wusste schon Aristoteles. Also warum nicht gleich mit der geballten Vitalstoff-Power in den Tag starten?
Nachdem Sie nun so viel über Moringa in der Theorie erfahren haben, wird es höchste Zeit, in die Praxis, sprich in die Küche, zu wechseln. In diesem Kapitel finden Sie kreative Frühstücksideen, die Ihnen Schwung und Power für den Tag geben. Besonders möchte ich Ihnen das Rezept für Himbeer-Moringa-Quark ans Herz legen. Die Kombination aus diesen beiden Eiweißbomben gibt viel Kraft und hält lange satt. Außerdem gibt es hier Rezepte für Basics, die in keiner Küche fehlen sollten, denn so lässt sich Moringa ganz nebenbei in die tägliche Ernährung einbauen. Hier findet sich für jeden etwas und die Moringabasics eignen sich auch als schöne Geschenkideen.

HÜHNERBOUILLON

3 Hähnchenkeulen oder ½ frisches Suppenhuhn (küchenfertig, ca. 750 g) | 1 TL Meersalz | 1 Bund Suppengrün | 1 Zwiebel | 2–3 Zweige Thymian | 1 Lorbeerblatt | 5 Pfefferkörner | 3 Wacholderbeeren | 2 EL trockener Sherry | 2 TL Moringablattpulver

Für 4 Personen (ca. 1,5 l) | 30 Min. Zubereitung (plus 10,5 Std. Garen und Abkühlen)

1 Die Hähnchenkeulen oder das Suppenhuhn kalt abspülen und in einen großen Topf legen. Mit 2,5 l kaltem Wasser bedecken, Salz hinzufügen und zum Kochen bringen. Aufsteigenden Schaum mit einer Schaumkelle abschöpfen.

2 Das Suppengrün putzen, waschen und in kleine Stücke schneiden. Die Zwiebel abziehen und vierteln. Suppengrün und Zwiebel in den Topf geben. Thymian abbrausen, mit Lorbeerblatt, Pfefferkörnern, Wacholderbeeren und Sherry dazugeben. Die Brühe mit halb aufgelegtem Deckel bei kleiner Hitze 2 Std. kochen lassen, falls nötig dabei immer wieder aufsteigenden Schaum abschöpfen.

3 Das Geflügel aus der Brühe heben, das Fleisch anderweitig zum Beispiel für einen Salat verwenden. Die Brühe (ca. 2 l) durch ein Sieb in einen zweiten Topf gießen, zugedeckt 8 Std., am besten über Nacht kalt stellen.

4 Am nächsten Tag das erstarrte Fett mit einem Löffel abheben. Die Brühe erneut aufkochen und im offenen Topf in 20–30 Min. auf 1,5 l einkochen lassen. Vom Herd nehmen, etwas abkühlen lassen, dann das Moringapulver unterrühren. Die Brühe nach Belieben mit Tofuwürfeln und Schnittlauchröllchen oder feinen Gemüsestreifen als Einlage servieren.

ASIA-BRÜHE

Dafür die Brühe wie im Rezept beschrieben zubereiten, aber statt Lorbeer, Thymian, Pfefferkörnern und Wacholderbeeren asiatische Gewürze hinzufügen: 30 g Ingwer und 1 Knoblauchzehe in dünnen Scheiben, 1 Stange Zitronengras in 3 cm breiten Stücken, 1 Sternanis, 2 getrocknete rote Chilischoten und 2 EL Sojasoße. Die fertige Bouillon mit Moringapulver abschmecken.

TIPP

BRÜHE AUF VORRAT

Zum Aufbewahren die Bouillon in Einmachgläser füllen und abkühlen lassen. Im Kühlschrank hält sie sich gut verschlossen etwa 1 Woche. Oder Sie frieren die Brühe in Portions- oder Eiswürfelbehältern ein. Im Gefrierschrank kann man sie bis zu 8 Monate aufbewahren. Bei Bedarf einzelne Portionen oder »Brühwürfel« entnehmen und in Eintöpfe, Suppen, Soßen oder beim Dünsten zu Gemüse geben. Sie sorgen für eine kräftige Würze und helfen Salz zu sparen.

MORINGA-INGWER-SALZ

2 Stangen Zitronengras | 1 Stück Ingwer (ca. 4 cm) | 150 g Meersalz | 1 TL Moringablattpulver

Für 175 g | 10 Min. Zubereitung

1 Das Zitronengras von den äußeren Hüllblättern befreien, nur die unteren 10 cm verwenden und in Scheibchen schneiden. Ingwer schälen und fein würfeln.

2 Beides mit Salz und Moringapulver in den Mixer geben und fein zerkleinern. Das Salz in einem Schraubglas aufbewahren. Es passt zu Asia-Gerichten, Geflügel und Suppen.

INFO

GARAM MASALA – DAS HEISSE GEWÜRZ

In der Tat heizt der traditionelle Gewürzmix nach der ayurverdischen Heilkunde dem Körper ein. Dank seines starken Aromas ist Garam Masala ähnlich wie eine Currymischung ein echter Klassiker bei der Zubereitung von indischen Currys mit Fleisch und Gemüse. Wichtig: Garam Masala sparsam verwenden und immer erst zum Ende des Kochens beifügen, um die wertvollen Wirkstoffe und das Aroma zu schonen.

MORINGA-KRÄUTER-SALZ

Für die Kräutervariante 1 Zweig Rosmarin und je 3 Zweige Thymian und Oregano putzen, Blättchen abzupfen und hacken. Mit 1 TL Moringablattpulver und 150 g Meersalz im Blitzhacker klein mixen. Als Gewürz für mediterrane Gemüse-, Fleisch- und Fischgerichte verwenden.

GARAM MASALA MORINGA

2 EL Koriandersamen | 1 EL Kreuzkümmel | 2 TL schwarze Pfefferkörner | 1 TL grüne Kardamomkapseln | ½ TL Gewürznelken | ½ Muskatnuss | 2 TL gemahlener Zimt | 2 TL Moringablattpulver

Für 40 g | 10 Min. Zubereitung

1 Koriander, Kreuzkümmel, Pfefferkörner, Kardamom und Nelken in einer beschichteten Pfanne ohne Fett bei mittlerer Hitze rösten, bis die Gewürze duften. Vom Herd nehmen und abkühlen lassen. Die Kardamomsamen aus den Kapseln lösen.

2 Die Gewürze im Mörser fein zerstoßen oder in der Gewürz- oder Kaffeemühle mahlen. Die Muskatnuss fein reiben und mit dem Zimt- und Moringapulver untermischen.

3 Die Gewürzmischung in ein verschließbares Gefäß füllen und an einem kühlen, dunklen Ort aufbewahren. Es hält sich 2–3 Monate. Garam Masala passt prima zu indischen Fleisch-, Fisch- und Gemüsegerichten.

BROTGEWÜRZ MIT MORINGA

3 TL Kümmel | 3 TL Anissamen | 3 TL Fenchelsamen | 2 TL Koriandersamen | 1 TL Moringablattpulver

Für 20 g | 10 Min. Zubereitung

1 Kümmel, Anis, Fenchel und Koriander mischen, in eine handbetriebene oder elektrische Mühle (z. B. Kaffee- oder Gewürzmühle) geben und je nach Vorliebe mehr oder weniger fein reiben. Moringapulver gut untermischen.

2 Gewürz in einen kleinen, luftdicht schließenden Behälter oder ein Schraubglas füllen.

TIPP

BROTGEWÜRZMISCHUNG

Die Gewürze erst bei Bedarf mischen und mahlen, so holen Sie das Beste aus dem Mix. Er verleiht Brot den typischen Geschmack. Sie können das Gewürz auch im Voraus zubereiten und luftdicht aufbewahren. Aber bald verbrauchen, das Aroma verfliegt leicht. Für ein Brot benötigt man 6–9 g (1 TL) Gewürz auf 1 kg Mehl.

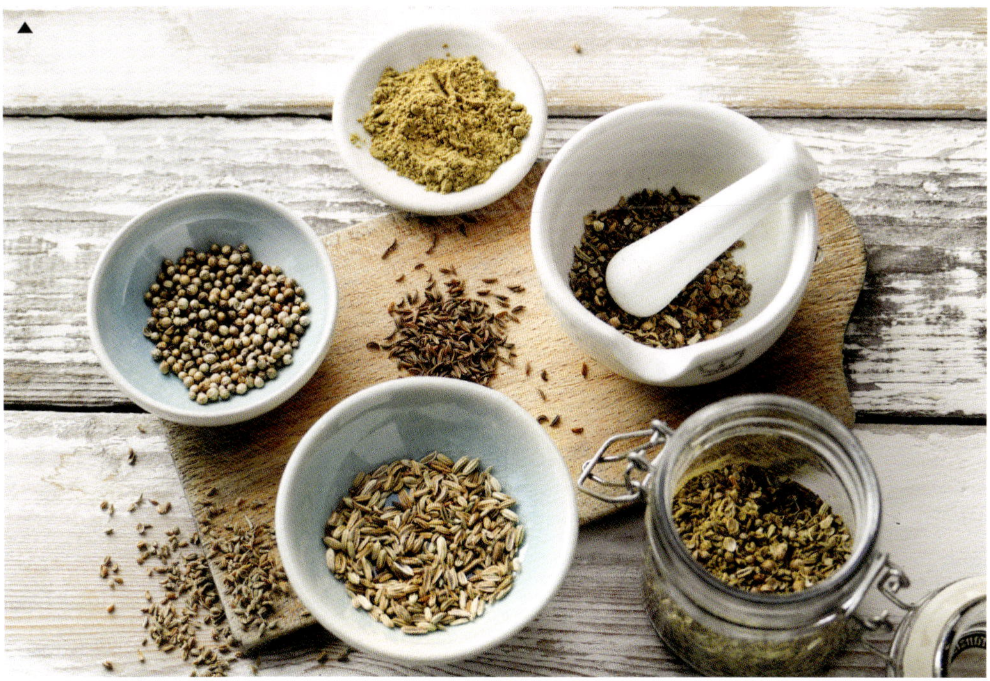

MORINGA-VINAIGRETTE

125 ml Weißweinessig | 1–2 TL Senf | 1 TL Meersalz | 1 TL schwarzer Pfeffer | 125 ml Olivenöl | 125 ml Rapskernöl | 2 TL Moringaöl | 1 TL Moringablattpulver

Für 8 Portionen (ca. 400 ml) | 10 Min. Zubereitung

1 Den Essig mit Senf, Salz und Pfeffer verrühren. Nach und nach das Oliven-, Raps- und Moringaöl unterschlagen – das geht am schnellsten mit dem Stab- oder Standmixer. So lange schlagen, bis eine cremige Soße entstanden ist. Das Moringapulver unterrühren.

2 Die Vinaigrette in eine Flasche oder ein Schraubglas füllen und in den Kühlschrank stellen. Sie hält sich 3 Wochen.

TIPP

DRESSING FIX UND FERTIG

Wartet Salatsoße im Kühlschrank, kann man im Handumdrehen Frischkost anbieten. Im Glas kräftig schütteln, damit sich getrennte Bestandteile wieder vermischen. So viel von der Vinaigrette entnehmen, wie man für den Salat braucht, und nach Belieben mit frischen Zutaten wie Kräutern, Schalotten, Nüssen, Kapern und Knoblauch ergänzen.

THAI-MORINGA-PESTO

1 Bund Petersilie | 1 Bund Koriandergrün | 1 Stück Ingwer (ca. 2 cm) | 1 Knoblauchzehe | ½ grüne Chilischote | 50 g Cashewkerne | 80–100 ml kaltgepresstes Erdnussöl | 1 TL Moringaöl | Meersalz | 1–2 TL Limettensaft | 1 TL Moringablattpulver | Öl zum Bedecken

Für 4 Portionen (1 Glas von 175 ml) | 15 Min. Zubereitung

1 Petersilie und Koriandergrün waschen, trockenschütteln und die Blätter abzupfen. Ingwer schälen, Knoblauch abziehen, beides würfeln. Die Chilischote aufschneiden, entkernen, putzen und ebenfalls würfeln.

2 Kräuter, Ingwer, Knoblauch, Chili und Cashewkerne im Blitzhacker grob zerkleinern, dabei das Erdnuss- und Moringaöl zugießen und alles zu einer Paste pürieren. Mit Salz, Limettensaft und Moringapulver würzen.

3 Pesto in ein Twist-Off-Glas füllen und mit einer Schicht Öl bedecken. Im Kühlschrank hält es sich 2–3 Monate.

GELBES PAPRIKA-PESTO

1 gelbe Paprikaschote halbieren, putzen und unter dem Ofen-Grill 8–10 Minuten rösten, bis die Haut schwarz wird. Die Paprika häuten und grob zerteilen. Mit 50 g gehackten Mandeln und 1 Bund Petersilie pürieren, dabei 5 EL Oliven- und 1 TL Moringaöl einlaufen lassen. Pesto mit Meersalz, Pfeffer und 1 TL Moringablattpulver würzen.

BIRNEN-CURRY-KETCHUP

500 g reife Tomaten | 2 rote Zwiebeln | 2 Knoblauchzehen | 1 Stück Ingwer (ca. 2 cm) | 2 Birnen (ca. 400 g) | 2 EL Rapsöl | 2 TL Currypulver | 2 EL Tomatenmark | 50 ml Rotweinessig | 2 Gewürznelken | 2 TL Koriandersamen | 1 Lorbeerblatt | Meersalz | Pfeffer | 1 TL Rohrohrzucker | 2 TL Moringablattpulver

Für 8 Portionen (2 Gläser à 30 ml) | 35 Min. Zubereitung (plus 40 Min. Garen)

1 Die Tomaten waschen, vom Blütenansatz befreien und würfeln. Zwiebeln, Knoblauch und Ingwer schälen und fein würfeln. Die Birnen vierteln, entkernen, schälen und klein würfeln.

2 Öl in einem Topf erhitzen, Zwiebeln, Knoblauch, Ingwer und Birnen darin 2–3 Min. andünsten. Mit dem Curry bestäuben, das Tomatenmark einrühren und kurz anschwitzen. Mit dem Essig ablöschen. Nelken, Koriandersamen und Lorbeerblatt einrühren, Tomaten dazugeben, mit Salz, Pfeffer und Zucker würzen. Die Tomatenmischung aufkochen und offen bei milder Hitze 30 Min. köcheln lassen.

3 Dann die Tomatenmasse pürieren und durch ein Sieb streichen. Erneut aufkochen und bei mittlerer Hitze noch 10 Min. einkochen lassen. Vom Herd nehmen, etwas abkühlen lassen, dann Moringapulver untermischen. Ketchup in Gläser füllen und verschließen. Gekühlt hält es sich 3–4 Wochen.

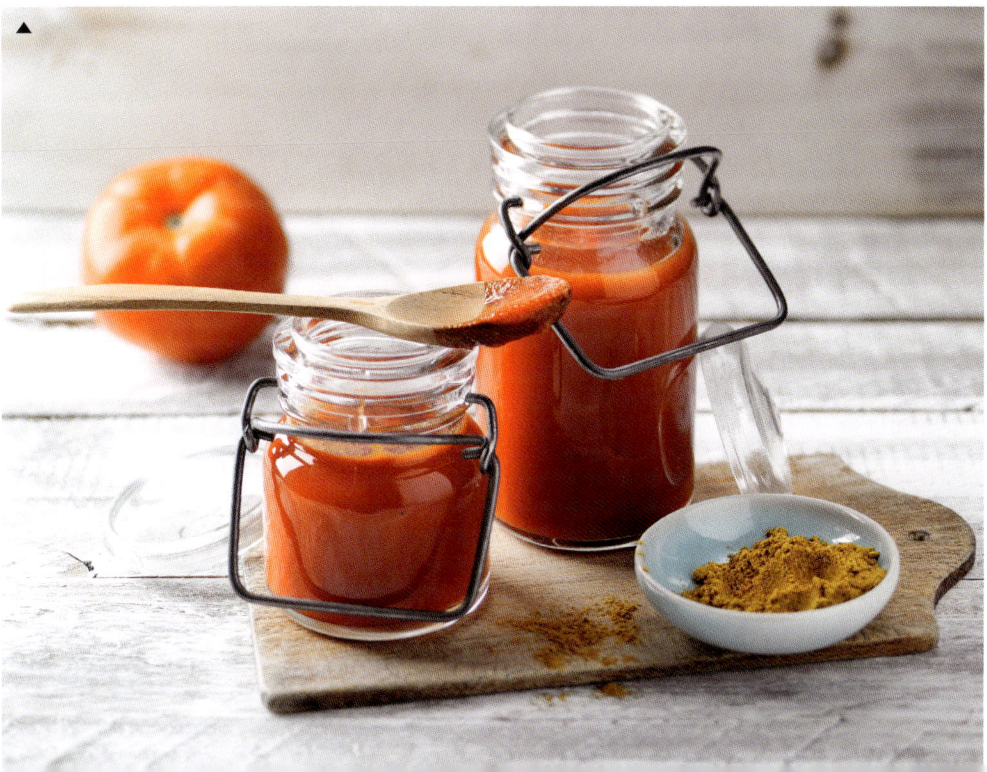

KRÄUTER-FRISCHKÄSE-CREME

1,5 TL Moringablattpulver | ½ TL Meersalz | 50 g weiche Butter | 150 g Frischkäse | ½ Bund Petersilie | ½ Bund Schnittlauch | ¼ Beet Kresse | Pfeffer

Für 4 Portionen | 15 Min. Zubereitung

1 Das Moringapulver mit dem Meersalz gut vermischen. Mit der Butter in eine Schüssel geben und mit den Quirlen des Handrührers 5 Min. cremig rühren. Frischkäse unterrühren.

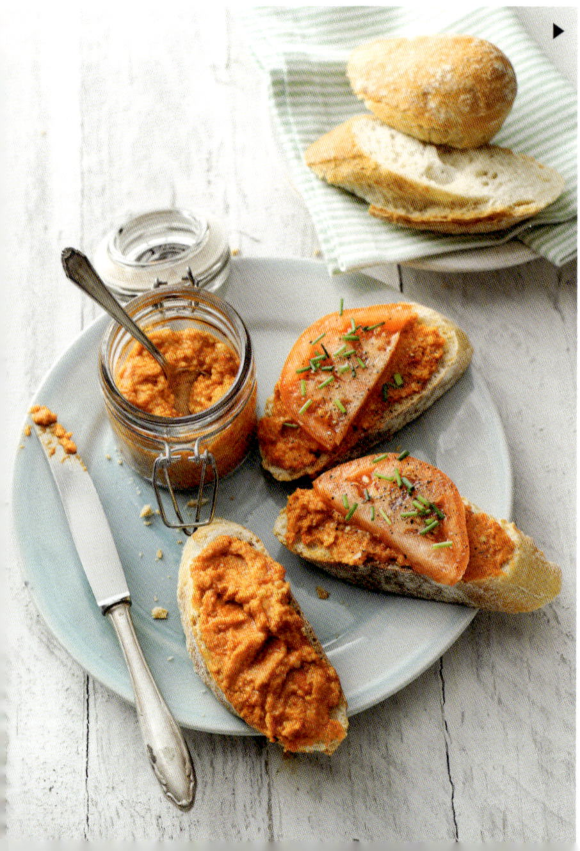

2 Kräuter abbrausen und trockenschütteln. Petersilie abzupfen und fein hacken, Schnittlauch in Röllchen schneiden. Kresse vom Beet schneiden. Alle Kräuter zum Käse-Mix geben, kurz unterrühren. Mit Pfeffer abschmecken. Bis zum Servieren kalt stellen. Schmeckt auf Bauernbrot, mit Radieschen oder Gurken belegt.

PAPRIKA-CASHEW-PASTE

2 kleine rote Paprikaschoten (ca. 300 g) | 1 Schalotte | 1 EL Olivenöl | 2 EL Cashewkerne | Meersalz | Pfeffer | 1 TL Aceto balsamico | 1,5 TL Moringablattpulver

Für 4 Portionen | 30 Min. Zubereitung

1 Den Ofen-Grill vorheizen. Die Paprika halbieren, putzen, waschen und trocknen. Mit der gewölbten Seite nach oben auf den Rost legen, unter dem Grill (Mitte) 8–10 Min. rösten, bis die Haut schwarz wird. Paprika kurz abkühlen lassen, dann häuten und klein würfeln.

2 Inzwischen die Schalotte abziehen, fein würfeln und im Öl glasig dünsten. Die Cashewkerne fein hacken, dazugeben und kurz mitbraten. Abkühlen lassen.

3 Paprikawürfel und Nuss-Mix fein pürieren. Mit Salz, Pfeffer, Essig und Moringapulver abschmecken. Der Aufstrich hält sich im Kühlschrank ca. 1 Woche. Er schmeckt prima auf Vollkornbaguette, mit Tomaten belegt.

HIMBEER-MORINGA-QUARK

125 g Himbeeren | 1,5 EL Rohrohrzucker | ½ TL pflanzliches Bindemittel (z. B. Guarkernmehl) | 1 TL Moringablattpulver | 200 g Magerquark | 1 TL Zitronensaft | ½ TL abgeriebene Schale von 1 Bio-Zitrone

Für 4 Portionen | 15 Min. Zubereitung

1 Die Himbeeren verlesen, nur wenn nötig kurz abbrausen. Mit dem Zucker und dem Bindemittel in eine hohe Rührschüssel geben und mit dem Stabmixer glatt pürieren. Das Moringapulver gut unterrühren.

2 Den Quark mit dem Zitronensaft und der Zitronenschale cremig rühren. Das Himbeerpüree mit einer Gabel locker unter die Quarkmasse ziehen, sodass ein Marmormuster entsteht. Bis zum Servieren kalt stellen.

3 Der Aufstrich hält sich im Kühlschrank 3–4 Tage. Er schmeckt sehr gut auf Brötchen oder Vollkornbrot. Nach Belieben noch mit einigen Himbeeren garnieren.

HIMBEER-TRAUM

Der Himbeer-Moringa-Quark schmeckt auch gut als Dessert für 2 Personen: Dazu das Himbeerpüree wie links beschrieben herstellen und mit dem Quark verrühren. 1 EL Mandelblättchen in einer beschichteten Pfanne ohne Fett rösten. Das Dessert mit Himbeeren und Mandeln bestreut servieren.

TIPP

KLEINE MORINGA-FRÜHSTÜCKSIDEEN FÜR JEDEN TAG

- **Bananen-Brot:** 100 g Banane schälen, 3 Scheiben abschneiden und beiseitelegen. Die übrige Banane mit 1 TL Zitronensaft beträufeln und fein zerdrücken. Mit 2 EL Magerquark und 2 TL Agavendicksaft vermischen. Auf eine Scheibe Vollkornbrot streichen, mit ½ TL Moringapulver bestreuen und mit den Bananenscheiben belegen.
- **Beeren-Müsli:** 3 EL Beeren-Müsli-Mischung mit 1 EL gehackten Mandeln, ½ TL Moringablattpulver und 2 TL flüssigem Honig vermischen. 150 g Naturjoghurt in eine Schale füllen, Müsli-Moringa-Mix darauf schichten. Mit 60 g Heidelbeeren garnieren.
- **Rührei mit Tomaten:** 2 Eier (Größe M) mit Salz und Pfeffer verrühren. 125 g Kirschtomaten halbieren oder vierteln, 1 Frühlingszwiebel fein würfeln, beides in ½ EL Olivenöl braten. Eimasse dazugeben, unter gelegentlichem Rühren stocken lassen. Rührei mit ½ TL Moringapulver bestäuben.

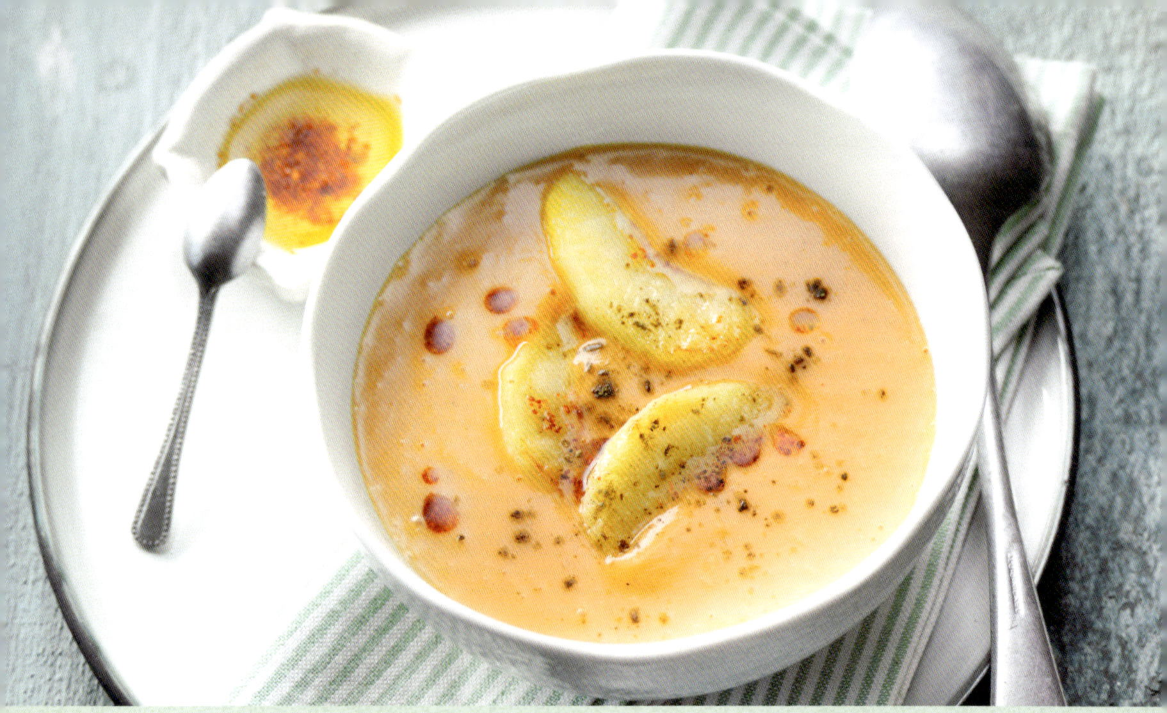

SUPPEN, SALATE & VORSPEISEN

Darf es jetzt vielleicht etwas Leichtes sein? Kein Problem! In diesem Kapitel finden Sie Rezeptvorschläge für frische Salate, wärmende Suppen und raffinierte Vorspeisen. Vieles davon können Sie auch, verpackt im Twist-Off-Glas oder in der Thermoskanne, mit an den Arbeitsplatz nehmen. So begleitet Sie Moringa durch den Tag und unterstützt dabei, 11-Uhr-Löcher und Energieknicke am Nachmittag wirksam zu bekämpfen. Ein weiterer Effekt: Auch wenn Sie mit Moringa Ihr Gewicht reduzieren möchten, verhelfen Ihnen diese leichten Rezepte zu einer schlankeren Figur.
Und lecker sind die Moringa-Gerichte auch noch. Wer hat denn eigentlich behauptet, dass Gesundes immer irgendwie »gesund« schmecken muss? Lassen Sie sich in dem folgenden Kapitel ganz genussvoll vom Gegenteil überzeugen.

SÜSSKARTOFFEL-KOKOS-SUPPE

350 g Süßkartoffeln | 1 Zwiebel | 1 Knoblauchzehe | 1 Stück Ingwer (ca. 2 cm) | 2 Stangen Zitronengras | 2 EL Erdnussöl | 400 ml Kokosmilch (Dose) | 400 ml Gemüsebrühe | 1 säuerlicher Apfel | 1 EL Limettensaft | 1 TL Butter | Salz | Pfeffer | Chiliöl zum Beträufeln | Moringablattpulver zum Bestäuben

Für 4 Personen | 40 Min. Zubereitung

1 Süßkartoffeln schälen und würfeln. Zwiebel, Knoblauch und Ingwer abziehen bzw. schälen und fein würfeln. Vom Zitronengras die äußeren Blätter entfernen, nur die unteren 10 cm verwenden und mit einem Topfboden leicht andrücken, sodass sich die Aromastoffe entfalten.

2 Das Öl in einem Topf erhitzen. Zwiebel, Knoblauch, Ingwer und Zitronengras bei mittlerer Hitze 3 Min. dünsten. Süßkartoffeln dazugeben und kurz mitdünsten. Mit Kokosmilch und Brühe ablöschen, aufkochen und zugedeckt bei mittlerer Hitze 15 Min. köcheln lassen.

3 Inzwischen den Apfel schälen, vierteln und entkernen, in dünne Spalten schneiden und sofort mit dem Limettensaft beträufeln. Butter in einer Pfanne zerlassen, Apfelspalten 2 Min. dünsten. Vom Herd nehmen. Zitronengras entfernen, Suppe glatt pürieren, salzen und pfeffern. Mit den Äpfeln anrichten und mit etwas Chiliöl beträufeln. Mit Moringablattpulver bestäuben. Dazu passt Vollkorn-Baguette.

WURZELSUPPE MIT MORINGA-NOCKEN

250 g Magerquark | 1,5 TL Moringablattpulver | 1 Eigelb | 3 EL Dinkelmehl (Type 630) | Salz | Pfeffer | je 1 orange und dunkelrote Möhre | 1 dünne Stange Lauch | 1 Petersilienwurzel | 800 ml Hühnerbouillon (selbstgemacht ▸ **siehe Seite 61** oder aus dem Glas) | ½ Bund Schnittlauch

Für 4 Personen | 25 Min. Zubereitung

1 Quark mit Moringapulver, Eigelb und Mehl glatt rühren, mit Salz und Pfeffer würzen. Aus der Masse mithilfe von zwei angefeuchteten Teelöffeln Nocken abstechen, in kochendes Salzwasser geben und die Nocken darin 10 Min. ziehen lassen. Die Nocken sind fertig, wenn sie nach oben steigen.

2 Inzwischen die Möhren, Lauch und Petersilienwurzel waschen, putzen, eventuell schälen und in feine Streifen schneiden.

3 Die Geflügelbrühe in einem zweiten Topf zum Kochen bringen. Die Gemüsestreifen in die Suppe geben und bei mittlerer Hitze 3–4 Min. köcheln lassen.

4 Die Nocken mit einer Schaumkelle aus dem Salzwasser heben, ein wenig abtropfen lassen und in die etwas abgekühlte Bouillon geben. Den Schnittlauch abbrausen, trockenschütteln und in feine Röllchen schneiden. Vor dem Servieren auf die Suppe streuen. Als Beilage kräftiges Bauernbrot servieren.

TANDOORI-PAPRIKASUPPE MIT MORINGA-TOPPING

750 g rote Paprikaschoten | 1 Zwiebel | 2 EL Erdnussöl | 4 TL Tandoori-Paste (Asienregal) | 1 l Gemüsebrühe | 4 EL rote Linsen | 1 Stück Ingwer (ca. 3 cm) | 2 Frühlingszwiebeln | 2 EL Erdnusskerne | 1–2 EL Limettensaft | 2 TL Moringablattpulver | ½ Bund Koriandergrün | Salz | Pfeffer

Für 4 Personen | 45 Min. Zubereitung

1 Paprikaschoten vierteln, putzen, waschen und mit dem Sparschäler schälen, dann grob zerkleinern. Die Zwiebel abziehen und würfeln.

INFO

TANDOORI

Tandoori-Paste oder -Pulver ist ein spezielles Currygewürz, das in der indischen Küche vor allem für Geflügelgerichte aus dem »Tandoor«, dem traditionellen Lehmofen, verwendet wird. Es ist im Asien- oder Bioladen, aber auch im Supermarkt in unterschiedlichen Schärfegraden erhältlich. Also immer vorsichtig dosieren und abschmecken! Bewahren Sie ein geöffnetes Glas im Kühlschrank auf – dort hält es sich für mehrere Monate.

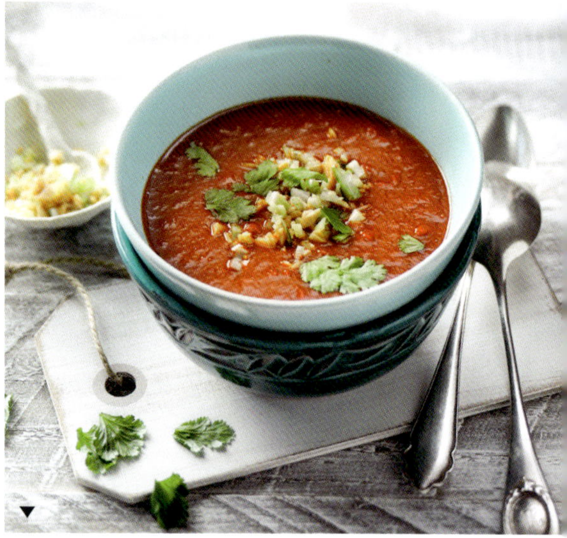

2 Das Öl in einem Topf erhitzen. Die Paprikastücke und Zwiebeln darin bei mittlerer Hitze 2–3 Min. andünsten. Tandoori-Paste einrühren und kurz andünsten. Mit der Brühe aufgießen und zum Kochen bringen. Die Linsen einrühren und die Suppe zugedeckt bei mittlerer Hitze 15 Min. kochen lassen.

3 Inzwischen Ingwer schälen und fein reiben. Frühlingszwiebeln waschen, putzen, klein würfeln. Erdnüsse grob hacken. Limettensaft mit Erdnüssen, Frühlingszwiebeln, Ingwer und Moringapulver mischen. Koriandergrün kurz abbrausen, trockenschütteln, Blätter abzupfen und hacken. Die Suppe mit dem Stabmixer glatt pürieren, mit Salz und Pfeffer abschmecken. In Suppenschalen anrichten. Ingwer-Moringa-Mix darauf verteilen. Mit Koriandergrün garnieren. Die perfekte Beilage dazu sind Linsen-Chapatis.

PILZSALAT MIT HÄHNCHEN

250 g Hähnchenbrustfilet | 300 g gemischte Pilze (z. B. Pfifferlinge, Kräuterseitlinge, Champignons) | 2 Schalotten | 1 Knoblauchzehe | 1,5 EL Olivenöl | Salz | Pfeffer | 1–2 TL Moringablattpulver | 2 Köpfe Romanasalat (ca. 380 g) | 60 g Parmesan | 150 g Seidentofu | 3 EL weißer Balsamico-Essig | 3 EL Milch | ½ Bund Petersilie

Für 4 Personen | 35 Min. Zubereitung

1 Das Hähnchenbrustfilet waschen, trockentupfen und in dünne Scheiben schneiden. Die Pilze putzen und je nach Größe halbieren oder vierteln. Schalotten und Knoblauch abziehen und fein würfeln.

2 Öl in einer Pfanne erhitzen, Fleisch darin unter Wenden 3 Min. anbraten. Pilze, Schalotten und Knoblauch zufügen, 2–3 Min. mitbraten. Mischung aus der Pfanne nehmen, etwas abkühlen lassen, mit Salz, Pfeffer und Moringa würzen.

3 Inzwischen den Salat putzen, abbrausen, trockenschütteln, in Blätter teilen und mundgerecht zerpflücken. Die Hälfte des Parmesans hobeln und beiseite legen, restlichen Käse reiben und mit Seidentofu, Essig und Milch verrühren, mit Salz und Pfeffer abschmecken.

4 Den Salat auf Teller verteilen, den Pilz-Fleisch-Mix darauf anrichten. Dressing darüberträufeln. Petersilie abbrausen, trockenschütteln und fein hacken. Petersilie und gehobelten Parmesan darüberstreuen und servieren. Dazu passt geröstetes Vollkorntoast.

▲

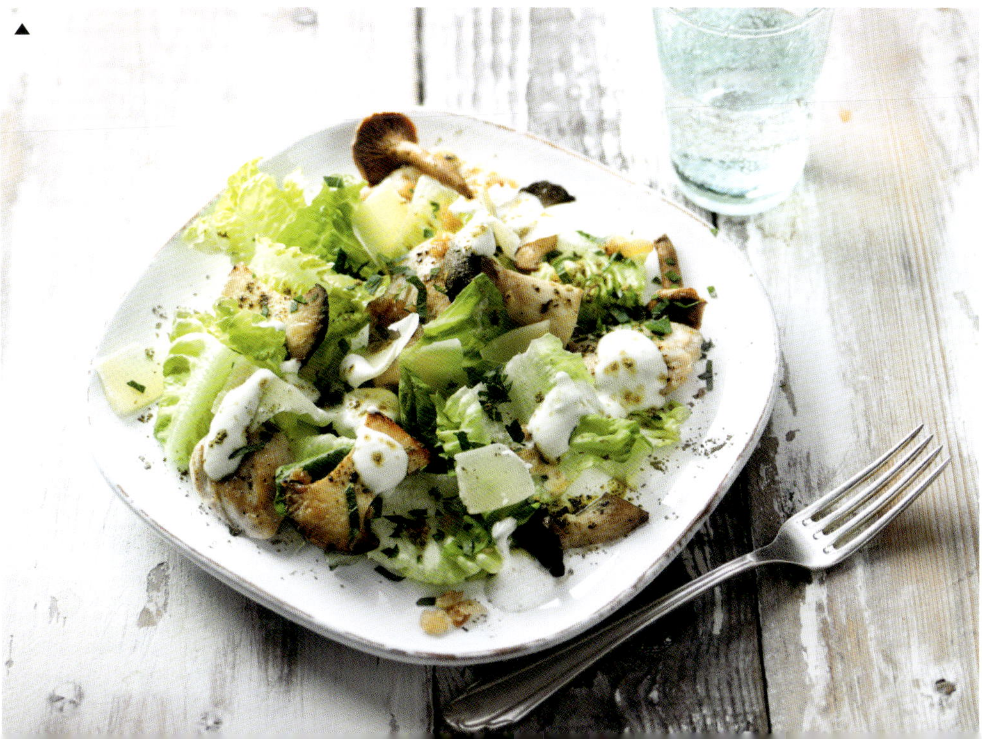

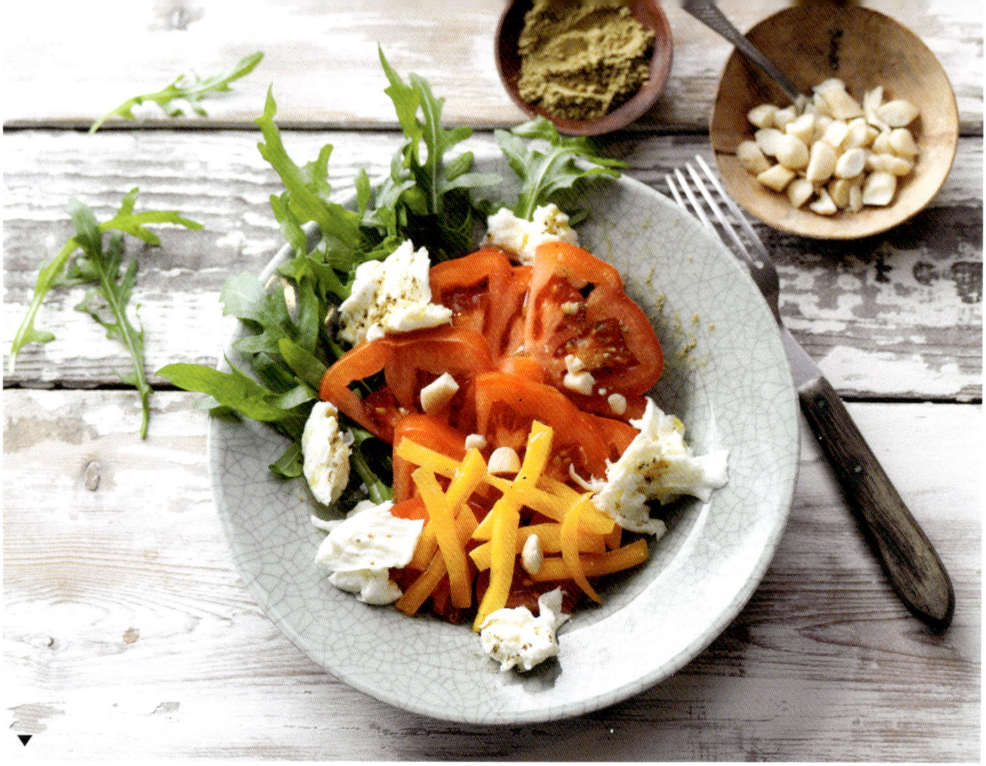

TOMATEN-MANGO-SALAT MIT MORINGA-VINAIGRETTE

350 g Ochsenherztomaten | 1 kleine reife, aber noch feste Mango (ca. 300 g) | 80 g Rucola | 250 g Büffelmozzarella | 2–3 EL Weißweinessig | 1 TL flüssiger Honig | Salz | Pfeffer | 2 TL Moringablattpulver | 5 EL Olivenöl | 1 TL Moringaöl (nach Belieben) | 30 g Macadamianusskerne (geröstet und gesalzen)

Für 4 Personen | 25 Min. Zubereitung

1 Die Tomaten waschen, vom Stielansatz befreien, evtl. halbieren und quer in dünne Scheiben schneiden. Mango schälen, das Fruchtfleisch vom Stein schneiden und in dünne Streifen schneiden. Rucola waschen, putzen und trockenschleudern, grobe Stiele entfernen. Mozzarella abtropfen lassen, die Kugeln in Spalten schneiden oder in grobe Stücke zupfen.

2 Für das Salatdressing den Weißweinessig, 5 EL Wasser, Honig, Salz, Pfeffer und Moringablattpulver verrühren, Olivenöl und nach Belieben Moringaöl unterschlagen.

3 Rucola, Tomaten- und Mangoscheiben sowie Mozzarella auf vier Tellern anrichten und mit dem Salatdressing beträufeln. Die Macadamianüsse grob hacken und auf den Salat streuen. Dazu passt Baguette.

THAI-SALAT MIT GARNELEN

100 g Glasnudeln | 4 Frühlingszwiebeln | 1 große Möhre | 300 g Salatgurke | 1 rote Zwiebel | 200 g Ananas | 1 rote Chilischote | 2 EL Limettensaft | 2 EL Fischsoße | 2 TL Moringablattpulver | 2 TL Rohrohrzucker | 2 EL Erdnuss- oder Sojaöl | 3 Stiele Thai-Basilikum | 2 EL geröstete Erdnüsse | 200 g rohe, geschälte Garnelen

Für 4 Personen | 30 Min. Zubereitung (plus 30 Min. Marinieren)

1 Glasnudeln garen, abtropfen lassen und mit einer Schere kleiner schneiden. Frühlingszwiebeln waschen, putzen und in dünne Scheiben schneiden. Möhre schälen, Gurke schälen und entkernen, beides auf einer Reibe in feine Streifen hobeln. Zwiebel abziehen, halbieren und in Streifen schneiden. Ananas schälen, vom Strunk befreien, erst in Stücke, dann in dünne Scheiben schneiden. Chilischote längs halbieren, putzen, waschen und fein würfeln.

2 Für das Dressing Limettensaft, Fischsoße, Moringapulver, Zucker, 5 EL Wasser und 1 EL Öl in einer Schüssel verrühren. Alle Zutaten in der Soße wenden, 30 Min. marinieren.

3 Basilikumblätter abzupfen, abreiben und grob hacken. Erdnüsse hacken. Garnelen abbrausen, trockentupfen und in einer Pfanne mit dem übrigen Öl bei großer Hitze auf jeder Seite 2–3 Min. braten. Salat mit Thai-Basilikum und gerösteten Erdnüssen bestreuen. Die Garnelen auf dem Salat verteilen.

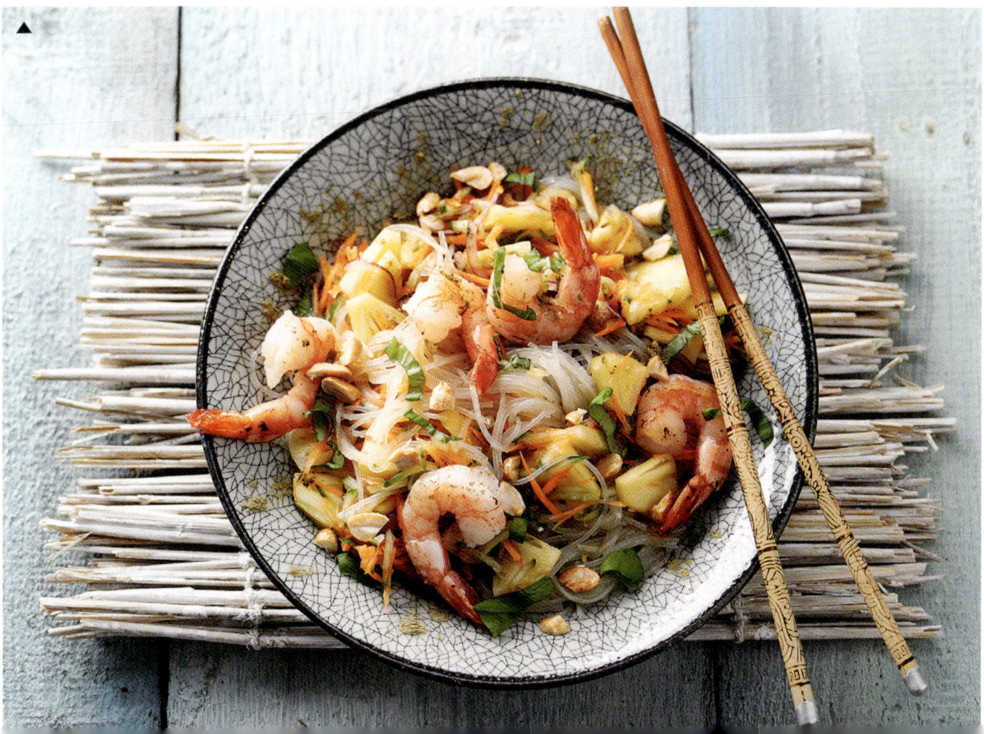

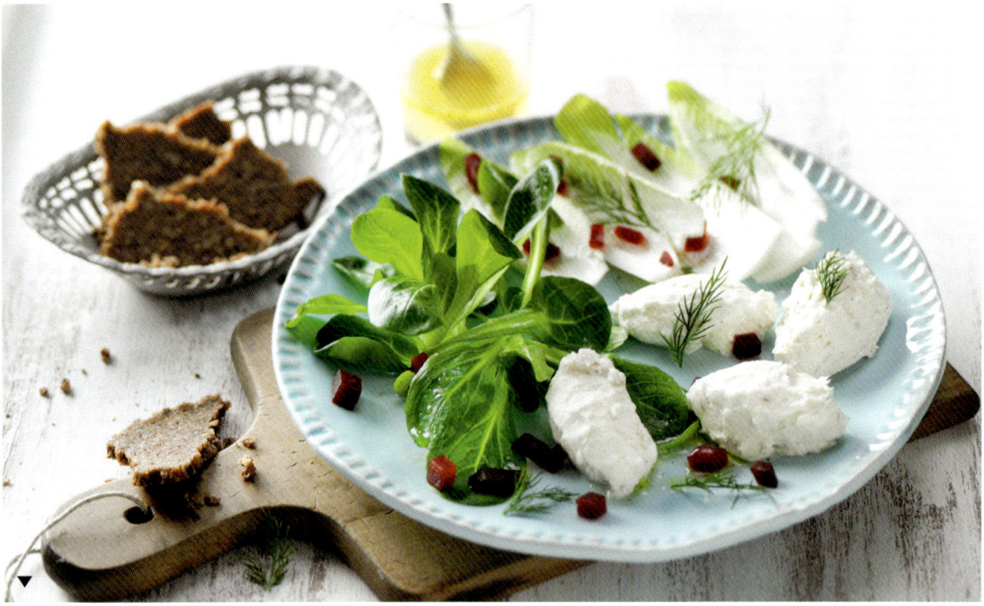

FORELLEN-MORINGA-MOUSSE AUF SALAT

250 g geräuchertes Forellenfilet (ohne Haut) | 2 EL Frischkäse | 2 TL Zitronensaft | Salz | Pfeffer | 2 TL Moringablattpulver | 50 ml Sahne | 150 g Feldsalat | 2 Stauden Chicorée | 1 Rote-Bete-Knolle (gegart, vakuumverpackt) | 2 EL Zitronensaft | 1 EL Honig | 6 EL Olivenöl | etwas Dill zum Garnieren

Für 4 Personen | 30 Min. Zubereitung (plus 30 Min. Kühlen)

1 Das Forellenfilet in Stücke schneiden. Mit dem Frischkäse und Zitronensaft in einen hohen Rührbecher geben und mit dem Stabmixer fein pürieren. Mit Salz, Pfeffer und Moringapulver abschmecken. Die Sahne steif schlagen, unter die Forellenmousse heben und abgedeckt 30 Min. kalt stellen.

2 Inzwischen den Feldsalat waschen, trockenschleudern und verlesen. Chicorée längs halbieren, vom Strunk befreien und in Blätter zerlegen. Rote Bete klein würfeln.

3 Für die Vinaigrette Zitronensaft, 3 EL Wasser, Honig, Salz, Pfeffer und Olivenöl verrühren. Salate und Rote-Bete-Würfel auf Teller verteilen, mit Vinaigrette beträufeln. Mit zwei angefeuchteten Teelöffeln aus der Forellenmousse Nocken formen und auf dem Salat anrichten. Mit Dillspitzen garnieren. Dazu Pumpernickel reichen.

RINDER-CARPACCIO MIT PEPERONATA-BALSAMICO

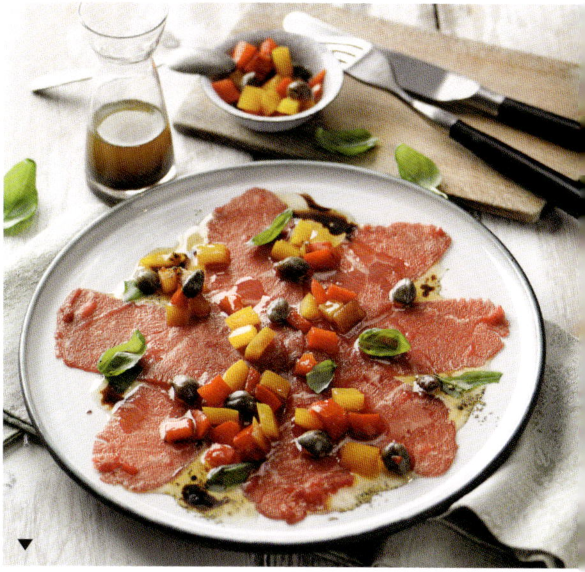

Je 1 gelbe und rote Paprikaschote | 7 EL Olivenöl | Meersalz | Pfeffer | 1 EL kleine Kapern (Glas) | 3 TL Moringablattpulver | 4 EL Aceto balsamico | 350 g Rinderfilet (ohne Haut und Sehnen, aus dem Mittelstück) | 4 große Basilikumblätter | Olivenöl für die Teller

Für 4 Personen | 30 Min. Zubereitung

1 Die Paprikaschoten halbieren, putzen, entkernen, waschen und in knapp 1 cm kleine Würfel schneiden. In einer Pfanne 2 EL Olivenöl erhitzen, die Paprikawürfel darin bei mittlerer Hitze 5 Min. braten. Mit Salz und Pfeffer würzen, vom Herd nehmen.

2 Kapern abgießen und abtropfen lassen. Mit den Paprikawürfeln, Moringapulver, Aceto balsamico und übrigem Olivenöl vermischen.

3 Vier Teller mit Olivenöl einpinseln und leicht salzen. Das angefrorene Rinderfilet in hauchdünne Scheiben schneiden und plattieren ▸ **siehe Kasten**. Fleischscheiben leicht überlappend auf die Teller verteilen. Carpaccio mit der Peperonata-Vinaigrette beträufeln. Die Basilikumblätter grob zerzupfen und zum Schluss aufstreuen. Dazu schmeckt geröstetes Ciabatta.

TIPP

SO GELINGEN IHNEN FEINE SCHEIBEN FÜR DAS CARPACCIO

So gelingt‘s perfekt: Rinderfilet in Folie packen, 30–40 Min. ins Gefrierfach legen und leicht anfrieren lassen. Dann das Filet mit der Aufschnittmaschine oder mit einem scharfen Messer in sehr dünne Scheiben schneiden. Filetscheiben zwischen Frischhaltefolie legen und mit einer Teigrolle hauchdünn ausrollen oder mit einem Topfboden beziehungsweise einem Plattierer sehr dünn klopfen.

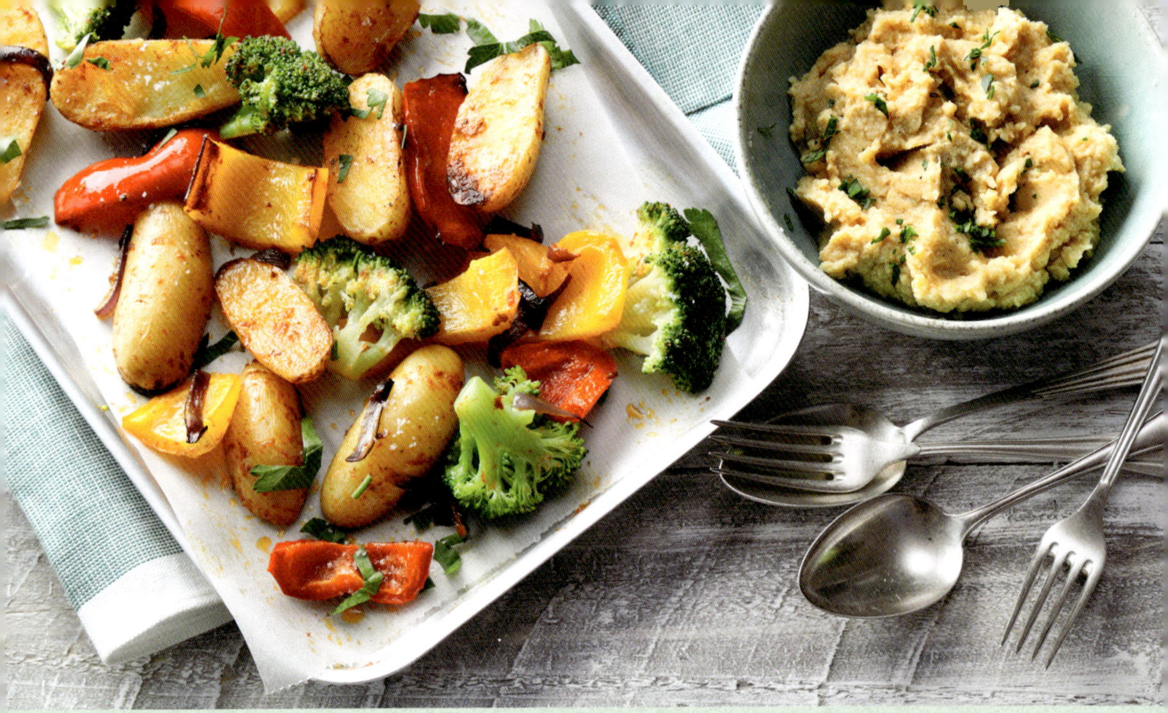

HAUPTGERICHTE

Verstehe, ich konnte Sie von Moringa überzeugen, aber wenn es ums Kochen für die Familie geht, oder gar für Freunde, dann trauen Sie sich doch noch nicht?
Mit den folgenden Rezepten werden Sie den strengsten Gourmets und Geschmackskritikern den Wind aus den Segeln nehmen. Denn dies sind Gerichte zum Schwelgen und Genießen und, ach ja, das auch noch, zum Gesundbleiben.

Vorsicht vor zu hohen Temperaturen!

Denken Sie unbedingt daran, dass Moringa, was hohe Temperaturen betrifft, ein ziemliches Sensibelchen ist. Also halten Sie bitte die Abkühlzeiten auf jeden Fall ein, sonst gehen uns wertvolle Vitalstoffe verloren. Vitamine und Co. können Sie bei großer Hitze leider abschreiben.

OFENGEMÜSE MIT KICHERERBSENPÜREE

4 EL Olivenöl | 2 TL Harissa (tunesische Chilipaste) | Meersalz | 1 TL getrockneter Thymian | 600 g mittelgroße neue Kartoffeln | je 1 rote und gelbe Paprikaschote | 300 g Brokkoli | 1 rote Zwiebel | 400 g Kichererbsen (Dose, abgetropft) | 6 EL Gemüsebrühe | 1 Schalotte | 1 Knoblauchzehe | 2 EL Tahin (Sesampaste) | 2 EL Zitronensaft | 2 TL Moringablattpulver | Pfeffer | ½ Bund Petersilie

Für 4 Personen | 45 Min. Zubereitung (plus 40 Min. Garen)

1 In einer großen Schüssel 3 EL Olivenöl, Harissa, 1 TL Meersalz und Thymian verrühren. Kartoffeln gründlich unter fließendem Wasser abbürsten, trockentupfen und je nach Größe halbieren oder vierteln. In der Marinade wenden.

2 Den Backofen auf 180 °C vorheizen. Paprikaschoten putzen, vierteln, entkernen, waschen und quer in 2–3 cm breite Stücke schneiden. Brokkoli putzen, waschen, in Röschen teilen und längs halbieren. Zwiebel abziehen, in Spalten teilen. Paprika, Brokkoli und Zwiebel zu den Kartoffeln geben und alles gut durchmischen.

3 Gemüse in einer Fettpfanne verteilen und im vorgeheizten Ofen (unten) 40 Min. braten, zwischendurch wenden.

4 Inzwischen für das Püree Kichererbsen abgießen, auf einem Sieb kurz abbrausen und gut abtropfen lassen. Mit der Brühe fein pürieren.

5 Schalotte und Knoblauch abziehen, fein würfeln und mit dem übrigen Öl (1 EL) in einer kleinen Pfanne glasig dünsten. Zu den Kichererbsen geben, mit Tahin unterrühren. Mit Zitronensaft, Moringapulver, Salz und Pfeffer abschmecken.

6 Petersilie abbrausen, trockenschütteln, die Blätter abzupfen und fein hacken. Das fertige Ofengemüse leicht salzen, mit Petersilie bestreuen und mit Kichererbsenpüree anrichten.

INFO

WAS IST TAHIN?

Die Sesampaste aus dem Orient würzt Soßen, Suppen und Hummus, den berühmten Kichererbsen-Dip, mit einer nussigen Note. Sie finden Tahin im Glas in der Spezialitätenecke im Supermarkt oder in einem türkischen Geschäft. Helles Tahin wird aus geschältem Sesam hergestellt und schmeckt milder als dunkles aus ungeschälten Samen. Tahin punktet mit fünfmal so viel Calcium wie Milch – also ideal für Kinder im Wachstum. Wer mag, kann Tahin auch selbst machen. Dazu einfach 125 g geschälten Sesam in einer Pfanne goldgelb rösten. Abkühlen lassen, im Blitzhacker fein pürieren, mit 1 TL Meersalz und 2 EL kalt gepresstem Sesamöl streichfähig verrühren.

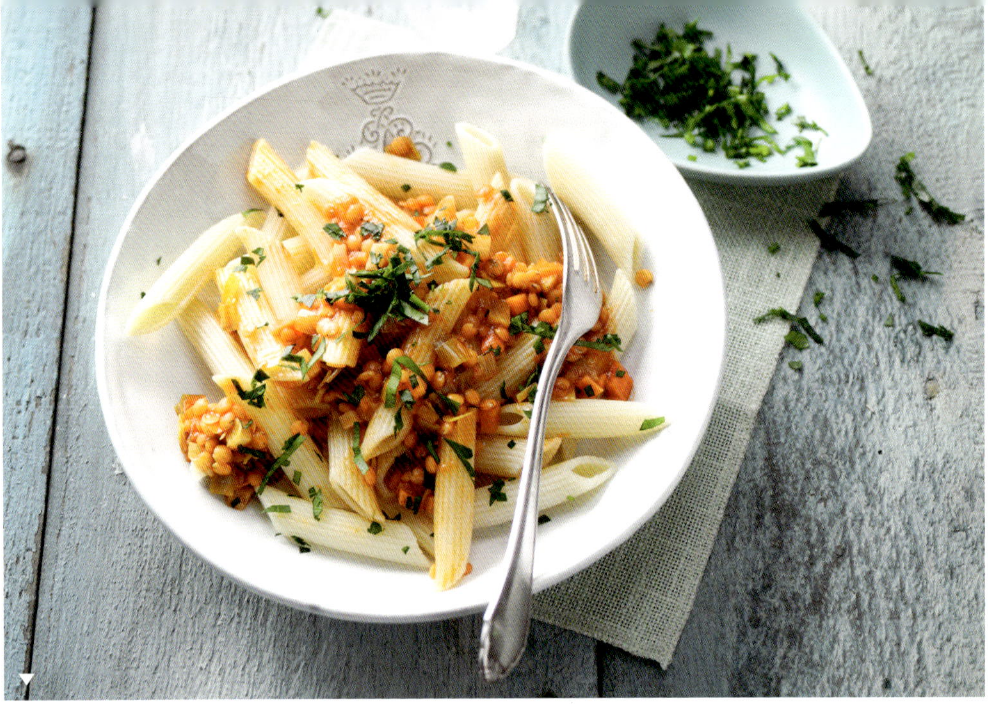

PENNE MIT LINSEN-MORINGA-SUGO

500 g Suppengrün | 1 Zwiebel | 1 Knoblauchzehe | 1 rote Chilischote | 2 EL Olivenöl | 100 g rote Linsen | 250 ml Gemüsebrühe | 1 Dose stückige Tomaten (400 g) | 1 EL Tomatenmark | 400 g Penne-Nudeln | Salz | ½ Bund Petersilie | Pfeffer | 1 Prise Zucker | abgeriebene Schale und Saft von ½ Bio-Limette | 1 EL Moringablattpulver

Für 4 Personen | 40 Min. Zubereitung

1 Suppengrün putzen, waschen oder schälen. Möhren und Sellerie fein würfeln, Lauch halbieren und in feine Halbringe schneiden. Zwiebel und Knoblauch abziehen, Chilischote putzen und entkernen, alles fein würfeln.

2 Öl in einem breiten Topf erhitzen, Zwiebeln darin glasig dünsten. Gemüse dazugeben und 3 Min. mitdünsten. Knoblauch, Chili und Linsen zufügen und 1 Min. mitdünsten. Brühe, Tomaten und Tomatenmark einrühren und aufkochen. Zugedeckt bei milder Hitze 15 Min. schmoren.

3 Gleichzeitig die Nudeln in reichlich Salzwasser nach Packungsangabe bissfest garen. Petersilie abbrausen, trockenschütteln, Blätter abzupfen und fein hacken.

4 Das Sugo mit Salz, Pfeffer, Zucker, Limettenschale und -saft würzen. Vom Herd nehmen, etwas abkühlen lassen, dann das Moringapulver unterrühren. Nudeln abgießen und untermischen. Mit Petersilie bestreut servieren.

PFANNKUCHEN MIT MORINGA-GEMÜSE

200 g Mehl (Type 550) | Salz | 3 Eier (Größe M) | 500 ml Milch | 200 g Zuckerschoten | 300 g Möhren | 1 Bund Frühlingszwiebeln | 1 Stück Ingwer (ca. 2 cm) | 50 g Cashewkerne | Öl | 150 g Frischkäse | 1 kleine Dose ungesüßte Kokosmilch (160 ml) | Pfeffer | 2 TL Moringablattpulver | 3–4 Stiele Koriandergrün

Für 4 Personen | 50 Min. Zubereitung

1 Mehl und ½ TL Salz in einer Schüssel mischen. Nach und nach Eier und Milch mit den Quirlen des Handrührgeräts unterrühren. Den Teig 10 Min. quellen lassen.

2 Gemüse je nach Sorte waschen, putzen oder schälen. Zuckerschoten schräg halbieren, Möhren schräg in dünne Scheiben und Frühlingszwiebeln in 3–4 cm breite Stücke schneiden. Ingwer schälen und fein würfeln. Cashewkerne grob hacken und in einer Pfanne ohne Fett anrösten. Vom Herd nehmen und abkühlen lassen.

3 In einer beschichteten Pfanne pro Pfannkuchen 1–2 TL Öl erhitzen. Aus dem Teig nacheinander 4 goldbraune Pfannkuchen von beiden Seiten in 5–6 Min. backen. Im Ofen bei 100 °C zwischen zwei Tellern warm halten.

4 1 EL Öl in einer Pfanne erhitzen. Zuerst die Möhren 3 Min. anbraten, dann Zuckerschoten, Frühlingszwiebeln und Ingwer unterrühren und bei mittlerer Hitze 3–4 Min. weiterbraten. Das Gemüse salzen, aus der Pfanne nehmen. Frischkäse und Kokosmilch einrühren, einmal aufkochen lassen. Vom Herd nehmen, mit Salz und Pfeffer würzen.

5 Gemüse und Soße auf die Pfannkuchen verteilen, mit Moringapulver und Cashewkernen bestreuen. Pfannkuchen umklappen. Koriandergrün abbrausen, Blätter abzupfen und vor dem Servieren auf die Pfannkuchen streuen.

▲

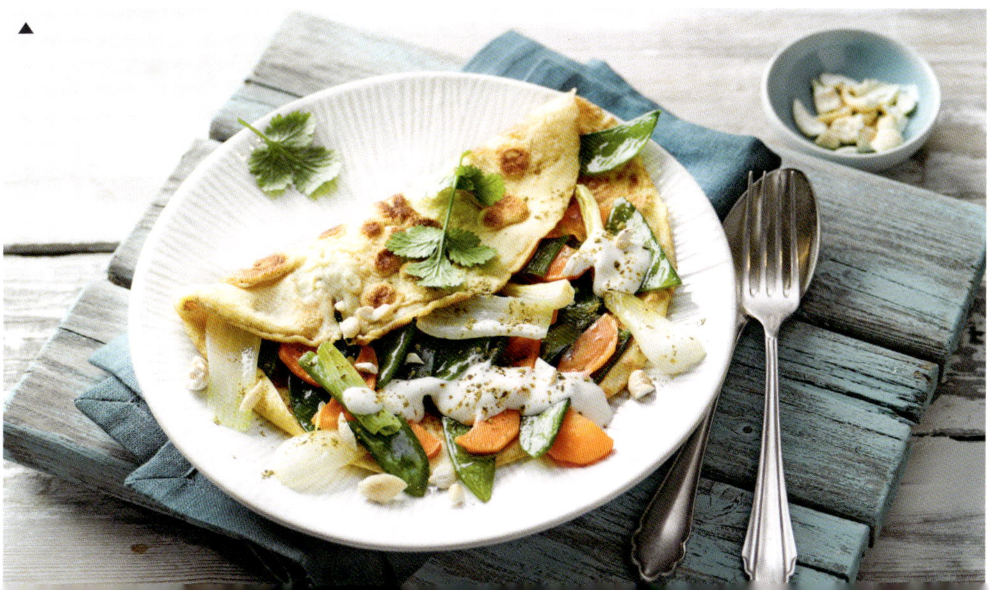

KALBSRAGOUT MIT MORINGA-GREMOLATA

800 g Kalbsgulasch (aus der Schulter) | 200 g Schalotten | 300 g Möhren | 200 g Staudensellerie | 4 EL Olivenöl | Salz | Pfeffer | 125 ml trockener Weißwein | 2 EL Tomatenmark | 400 ml Kalbsfond (Glas) | 1 Bund Petersilie | 1 Bio-Zitrone | 2 TL Moringablattpulver | 80 g Kapernäpfel (Glas)

Für 4 Personen | 2 Std. Zubereitung

1 Das Fleisch waschen und trockentupfen. Schalotten abziehen und vierteln. Möhren schälen, längs halbieren und schräg in Scheiben schneiden. Staudensellerie waschen, putzen und ebenfalls in Scheiben schneiden.

2 Das Öl in einem Bräter erhitzen. Fleisch darin in zwei Portionen bei starker Hitze braun anbraten und herausnehmen. Schalotten, Möhren und Sellerie in den Topf geben und 2–3 Min. im Bratfett andünsten. Fleisch wieder dazugeben, mit Salz und Pfeffer würzen und mit dem Wein ablöschen. Die Flüssigkeit fast völlig einkochen lassen. Dann Tomatenmark einrühren, kurz andünsten. Fond zum Ragout geben und alles zugedeckt bei milder Hitze 1 Std. schmoren.

3 Für die Gremolata Petersilie waschen, trockenschütteln, Blätter abzupfen und fein hacken. Die Zitrone heiß waschen, abtrocknen und die Schale fein abreiben. Petersilie, Zitronenschale und Moringablattpulver mischen und abgedeckt beiseitestellen.

4 Das Ragout offen noch 5 Min. einkochen lassen. Abgetropfte Kapernäpfel dazugeben, mit Salz, Pfeffer und 1–2 EL Zitronensaft abschmecken. Bei Tisch mit der Gremolata bestreuen. Dazu passen Reis oder Bandnudeln.

MEERESFRÜCHTE MIT MORINGA-REIS

750 g gemischte TK-Meeresfrüchte (aufgetaut) | 3 Schalotten | 1 Knoblauchzehe | 1 Stange Lauch | 1 rote Paprikaschote | 200 g Basmatireis | 2 EL Olivenöl | ½ EL gemahlener Koriander | 1 TL edelsüßes Paprikapulver | Meersalz | Pfeffer | 500 ml Hühnerbrühe | 500 g Tomaten | ½ Bund Petersilie | 4 Stiele Koriandergrün | 2 TL Moringablattpulver

Für 4 Personen | 40 Min. Zubereitung

1 Meeresfrüchte abbrausen und trockentupfen. Schalotten und Knoblauch abziehen, Schalotten in Spalten, Knoblauch in Scheiben schneiden. Lauch waschen, putzen und in Ringe schneiden. Paprika vierteln, putzen, waschen und klein würfeln. Reis abbrausen und abtropfen lassen.

2 1 EL Öl in einem breiten Topf erhitzen. Meeresfrüchte bei mittlerer Hitze 5 Min. anbraten, samt Dünstflüssigkeit herausnehmen. Schalotten, Knoblauch, Paprika und Lauch im restlichen Öl 3 Min. andünsten. Koriander, Paprikapulver, Salz und Pfeffer unterrühren. Mit Reis und Brühe zugedeckt bei kleiner Hitze 10 Min. garen.

3 Tomaten überbrühen, abschrecken, häuten, vierteln, entkernen und in Spalten schneiden. Kräuter waschen, abzupfen und hacken. Tomaten, Meeresfrüchte, Moringapulver und 2/3 der Kräuter unter den etwas abgekühlten Reis mischen, salzen und pfeffern. Mit den übrigen Kräutern bestreut servieren.

80-GRAD-ROASTBEEF MIT KRÄUTERN

1 kg Roastbeef (ohne Fettschicht) | Meersalz | Pfeffer | 3 EL Olivenöl | ½ Bund Petersilie | 4 Stiele Basilikum | 2 EL Vollkorn-Semmelbrösel | 1 Eiweiß | 2 TL Moringablattpulver | 250 g Bio-Salatgurke | 3 EL Mayonnaise | 200 g Naturjoghurt | 2 TL Dijon-Senf | 1–2 TL Zitronensaft | 2 hart gekochte Eier (Größe M)

Für 4 Personen | 30 Min. Zubereitung (plus 2,5 Std. Garen)

1 Den Backofen auf 80 °C vorheizen. Das Fleisch waschen, trockentupfen, kräftig mit Salz und Pfeffer einreiben. In einem Bräter in 2 EL heißem Öl bei mittlerer Hitze in 5 Min. rundherum braun anbraten. Dann den Bräter in den Ofen (Mitte) stellen und in 2 Std. rosa braten, das Fleisch nach 1 Std. wenden.

2 Inzwischen Kräuter abbrausen, abzupfen und fein hacken. Mit Semmelbröseln, übrigem Öl, Eiweiß, Moringapulver, Salz und Pfeffer verrühren. Nach 2 Std. Garzeit das Fleisch gleichmäßig mit der Paste bestreichen, weitere 30 Min. bei 80 °C im Backofen garen.

3 Für die Remoulade Gurke waschen, streifig schälen, längs halbieren, entkernen und fein würfeln. Mayonnaise mit Joghurt und Senf verrühren. Mit Salz, Pfeffer und Zitronensaft würzen. Eier pellen, fein hacken und mit den Gurken untermischen. Roastbeef in Scheiben schneiden und mit der Remoulade servieren. Dazu passen sehr gut Röstkartoffeln.

▲

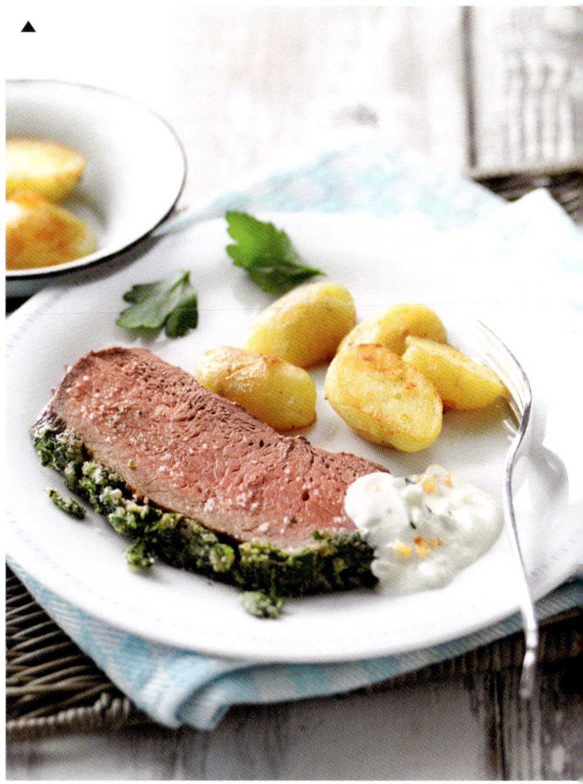

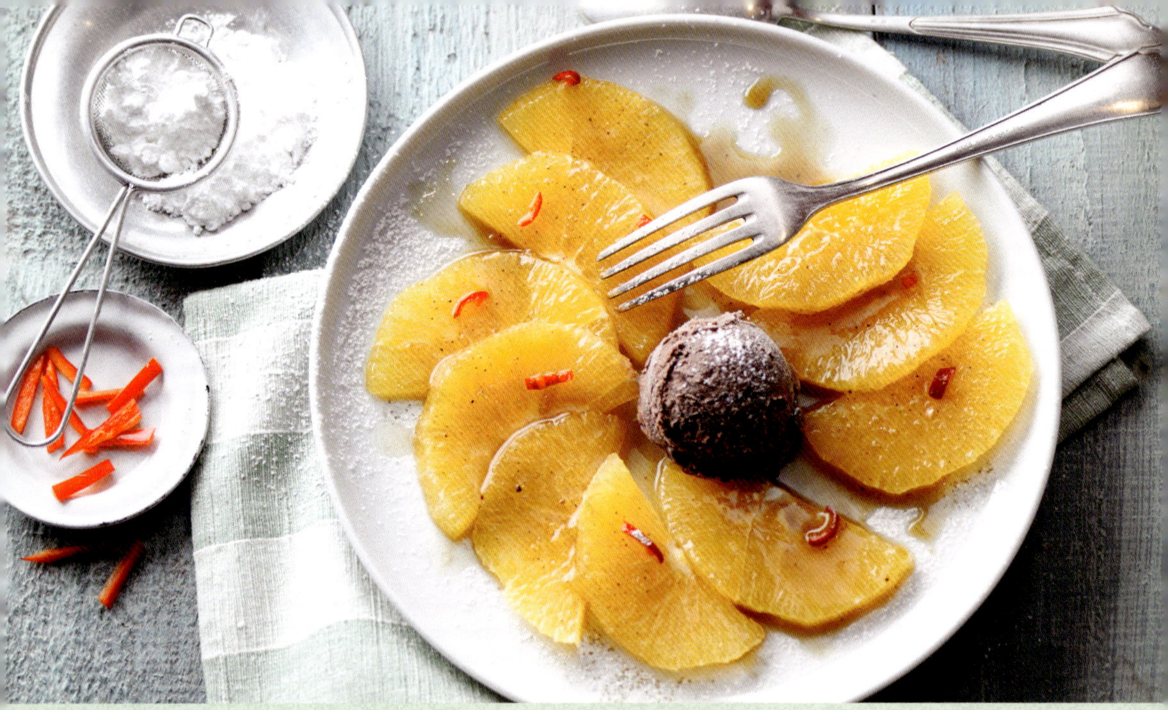

DESSERTS, GETRÄNKE & GEBÄCK

Geben Sie es zu: Moringa und Süßspeisen, die Kombination hätten Sie nicht erwartet. Aber es passt wirklich erstaunlich gut! Lassen Sie sich einfach von den Desserts, den Smoothies, den Kuchen und Cupcakes begeistern. Auch die Kinder kann man mit der süßen Kombination erst einmal sachte an die Heilpflanze heranführen und dieser so den »grünen, nach Meerrettich schmeckenden Schrecken« nehmen.

Die Getränke eignen sich auch als Frühstück, wenn Sie nicht der Typ für ein üppiges Mahl am Morgen sind, oder als leichtes Mittagessen, wenn das nicht Ihre Tageszeit für eine richtige Mahlzeit ist. Das Carpaccio, die Zabaione und das Sorbet sind tolle Desserts, wenn Sie bei Ihrem Besuch Eindruck schinden möchten. Und wenn Sie dann noch erwähnen, wie gesund das ist, müssen Sie die doppelte Menge einkalkulieren.

MORINGA-ORANGEN-CARPACCIO

1 Vanilleschote | 1 rote Chilischote | 150 ml Orangensaft | 50 g Rohrohrzucker | 1 TL Moringablattpulver | 4 Orangen | 4 Kugeln Schokoladeneis (Fertigprodukt) | Puderzucker zum Bestäuben

Für 4 Personen | 25 Min. Zubereitung

1 Die Vanilleschote längs aufschneiden, Mark herauskratzen. Chilischote halbieren, putzen, abbrausen und in feine Streifen schneiden. In einem kleinen Topf Orangensaft mit Zucker, Chili, Vanilleschote und -mark aufkochen und bei starker Hitze in 5 Min. sirupartig einkochen. Vom Herd nehmen und abkühlen lassen, Vanilleschote entfernen und Moringapulver unterrühren.

2 Inzwischen die Orangen dick schälen, sodass die weiße Haut mit entfernt wird, dann die Orangen längs halbieren und in dünne Scheiben schneiden. Orangenscheiben überlappend auf Tellern auslegen, mit dem Moringa-Chili-Sirup beträufeln und mit je einer Kugel Schokoladeneis anrichten. Mit Puderzucker bestäuben.

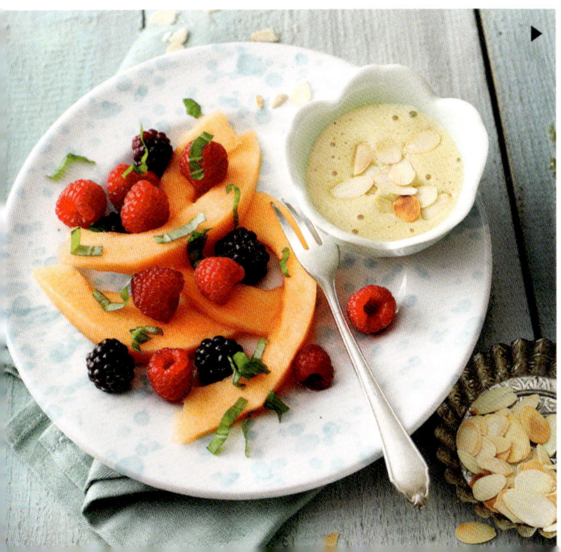

MELONENSALAT MIT MORINGA-ZABAIONE

½ reife Cantaloupe-Melone (ca. 400 g) | je 100 g Himbeeren und Brombeeren | 1 EL Limettensaft | 2 TL Agavendicksaft | 1 Stiel Basilikum | 2 Eigelbe | 4 TL Kokosblütenzucker (ersatzweise Rohrohrzucker) | 8 EL Mandeldrink | 1 TL Moringablattpulver | 2 EL gehobelte Mandeln

Für 4 Personen | 20 Min. Zubereitung

1 Aus der Melone die Kerne mit einem Löffel herauskratzen, Melone schälen und das Fruchtfleisch in dünne Spalten schneiden. Beeren verlesen, evtl. kurz abbrausen. Melonenspalten und Beeren auf Tellern auslegen. Limettensaft mit Agavendicksaft verrühren, über das Obst träufeln. Basilikumblätter abzupfen, abreiben und grob zerschneiden, über das Obst streuen.

2 Eigelbe mit Zucker und Mandeldrink in einer Schlagschüssel aus Metall verrühren, dann über dem heißen Wasserbad zu einer dicklichen Creme aufschlagen, bis die Masse fast kocht. Moringapulver unterrühren. Die Creme auf dem Obst verteilen und mit Mandeln bestreuen. Das Dessert sofort servieren.

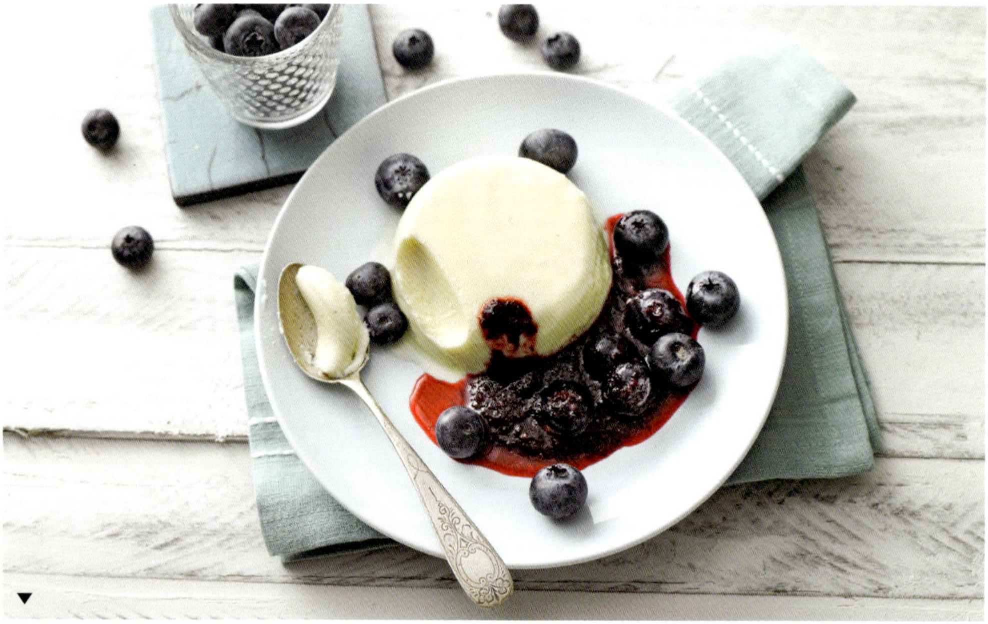

JOGHURT-PANNACOTTA MIT HEIDELBEERSOSSE

1 Vanilleschote | 300 ml Sahne | 3 EL Rohrohrzucker | 1 gestrichener TL Agar-Agar (pflanzliches Geliermittel, Reformhaus) | 300 g Naturjoghurt | 400 g Heidelbeeren | 2 EL Ahornsirup | 2 TL Zitronensaft | 2 TL Moringablattpulver | ½ TL gemahlener Zimt

Für 4 Personen | 20 Min. Zubereitung (plus 2–3 Std. Kühlzeit)

1 Die Vanilleschote längs aufschneiden und das Mark herauskratzen. In einem Topf 250 ml Sahne mit Zucker, Vanillemark und -schote aufkochen lassen. Übrige Sahne mit dem Agar-Agar verquirlen, in die heiße Vanille-Sahne geben und 2 Min. köcheln lassen. Vom Herd nehmen und unter gelegentlichem Rühren abkühlen lassen. Die Vanilleschote entfernen und den Joghurt unterrühren.

2 Joghurt-Sahne in vier kalt ausgespülte Förmchen (à 150 ml Inhalt) füllen, abgedeckt kalt stellen und in 2–3 Std. fest werden lassen.

3 Für die Soße die Heidelbeeren verlesen, kurz abbrausen und gut abtropfen lassen. Zwei Drittel der Beeren mit dem Ahornsirup und dem Zitronensaft in ein hohes Rührgefäß geben und pürieren. Mit Moringapulver und Zimt würzen, übrige Beeren untermengen. Creme aus den Förmchen stürzen, mit der Soße servieren.

ANANAS-MORINGA-SORBET

60 g Kokosblütenzucker (ersatzweise Rohrohrzucker) | 1 reife Ananas (ca. 1 kg) | 100 ml Kokosmilch (Dose) | 1 Eiweiß | 1 EL Limettensaft | 2 TL Moringablattpulver | 1–2 Stiele Minze

Für 6 Personen (ca. 600 ml) | 30 Min. Zubereitung (plus 60 Min. Gefrierzeit)

1 50 g Zucker mit 5 EL Wasser kurz aufkochen und abkühlen lassen. Ananas putzen und schälen, längs halbieren und vom Strunk befreien. Eine Ananashälfte beiseitelegen, die zweite Hälfte in 3 cm große Stücke schneiden und mit 100 ml Wasser bei milder Hitze 5–6 Min. dünsten. Kokosmilch dazugeben und 1–2 Min. mitkochen lassen. Die Ananas-Mischung vom Herd nehmen, fein pürieren, mit dem Zuckersirup mischen und abkühlen lassen.

2 Das Eiweiß leicht aufschlagen und mit der Ananas-Kokos-Masse mischen. Mit Limettensaft und Moringapulver würzen. In der Eismaschine 25–30 Min. cremig-fest gefrieren lassen. Oder in eine Edelstahlschüssel füllen und 3–4 Std. gefrieren lassen, dabei alle 30 Min. durchrühren. Sorbet in einen gefrierbeständigen Behälter umfüllen und 30 Min. abgedeckt einfrieren.

3 Die übrige Ananashälfte längs dritteln und quer in dünne Scheiben schneiden. Die Ananasscheiben auf Tellern anrichten und mit dem übrigen Kokosblütenzucker bestreuen. Von dem Sorbet Nocken abstechen und dazu anrichten. Mit Minze garnieren.

HIMBEER-BETE-SMOOTHIE

300 g Himbeeren (frisch oder TK angetaut) | 200 ml Rote-Bete-Saft | 300 g Naturjoghurt | 2–3 EL Agavendicksaft | 2 TL Moringablattpulver | 150 g Crushed Ice | 4 kleine Minzezweige | 4 kleine Cocktailspieße

Für 4 Gläser à 300 ml | 20 Min. Zubereitung

1 Die Himbeeren verlesen, evtl. waschen und trockentupfen. 8 schöne Himbeeren zum Garnieren beiseitelegen, die übrigen Himbeeren mit dem Rote-Bete-Saft, Joghurt und Agavendicksaft in den Mixer geben und erst auf kleiner Stufe, dann auf höchster Stufe fein pürieren.

2 Moringapulver und Crushed Ice dazugeben, nochmals alles kurz aufmixen. Den Drink auf vier hohe Gläser verteilen. Übrige Himbeeren auf Spieße stecken und auf den Glasrand legen.

3 Den Drink mit je einem Minzezweig garnieren und mit einem dicken Trinkhalm servieren: eine leichte Gute-Laune-Erfrischung.

INFO

SMOOTHE TK-HIMBEEREN

Wunderbar cremig wird der Drink, wenn Sie tiefgekühlte Himbeeren vor dem Mixen nur etwa 20 Min. antauen, aber nicht komplett auftauen lassen. Das Crushed Ice ersetzen Sie dann durch 150 ml kaltes Mineralwasser.

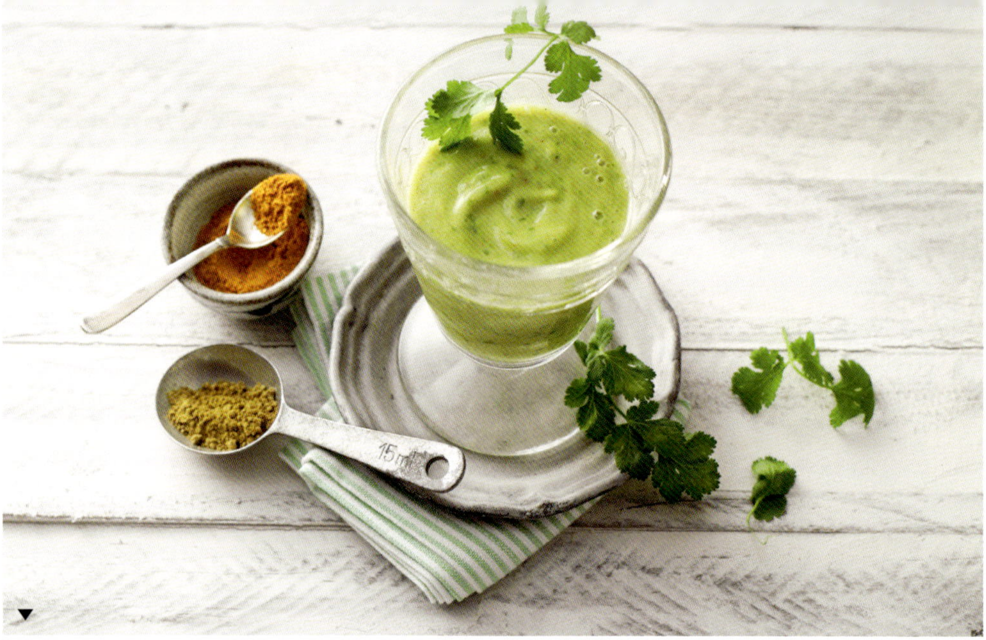

GRÜNER SMOOTHIE

1 Salatgurke (ca. 500 g) | 1 reife Avocado | 2 EL Zitronensaft | 4 Stiele Koriandergrün | 4 TL Moringaöl | Meersalz | 1 TL mildes Currypulver

Für 4 Personen | 15 Min. Zubereitung

1 Gurke schälen und klein würfeln. Avocado halbieren, entsteinen, Avocadofleisch aus der Schale lösen und grob zerteilen. Beides in den Mixer geben, mit Zitronensaft beträufeln. Koriandergrün abbrausen, abzupfen und bis auf ein paar Blätter hinzufügen. 300 ml Wasser zugießen und das Ganze glatt pürieren.

2 Moringaöl, Salz und Curry zugeben und alles kurz mixen. In große Gläser füllen und mit Koriandergrün garniert servieren.

MANGO-MORINGA-DRINK

1 kleine reife Mango | 1 reife Banane | 250 ml Maracujasaft | 2 EL Limettensaft | 1 TL Moringablattpulver | 300 ml kalter Sojadrink | Moringablattpulver zum Bestäuben

Für 4 Personen | 10 Min. Zubereitung

1 Die Mango schälen und das Fruchtfleisch am Stein entlang in Stücken herunter schneiden. Die Banane schälen und in Scheiben teilen. Das vorbereitete Obst zusammen mit dem Maracuja- und Limettensaft, Moringablattpulver und dem kaltem Sojadrink in den Mixer geben und alles sehr fein pürieren.

2 Den Mango-Moringa-Drink in große Gläser füllen. Mit einem Trinkhalm und mit Moringablattpulver bestäubt servieren.

MORINGA-CHAI-TEE

4 Kardamomkapseln | 4 Gewürznelken | 1 TL Anissamen | 1 Zimtstange | 1 TL fein gehackter Ingwer | 400 ml Milch | 4 TL Moringablatt-Tee | 4 TL Honig | 4 kleine Zimtstangen zum Garnieren

Für 4 Personen | 20 Min. Zubereitung

1 600 ml Wasser, Kardamomkapseln, Gewürznelken, Anissamen, Zimtstange und Ingwer in einem Topf aufkochen und bei kleiner Hitze 10 Min. ziehen lassen.

2 Dann Milch und Moringatee dazugeben, kurz aufkochen und 5 Min. ziehen lassen. Die Teemischung durch ein Sieb gießen, mit Honig süßen, auf hitzebeständige Gläser verteilen und mit je 1 Zimtstange anrichten.

ROTER JOHANNISBEER-PUNSCH

400 ml schwarzer Johannisbeersaft | 150 ml Birnensaft | 4 TL Moringablatt-Tee | 4 Sternanis | 2 EL Rohrohrzucker | 2 EL Mandelstifte

Für 4 Personen | 25 Min. Zubereitung

1 Die Säfte mit Moringatee, Sternanis und Zucker in einem Topf mischen, 500 ml Wasser angießen, aufkochen und zugedeckt bei milder Hitze 20 Min. ziehen lassen.

2 Mandelstifte in einer Pfanne ohne Fett goldbraun rösten. Vom Herd nehmen und abkühlen lassen. Den Punsch nochmals erhitzen und mit Mandeln bestreut servieren.

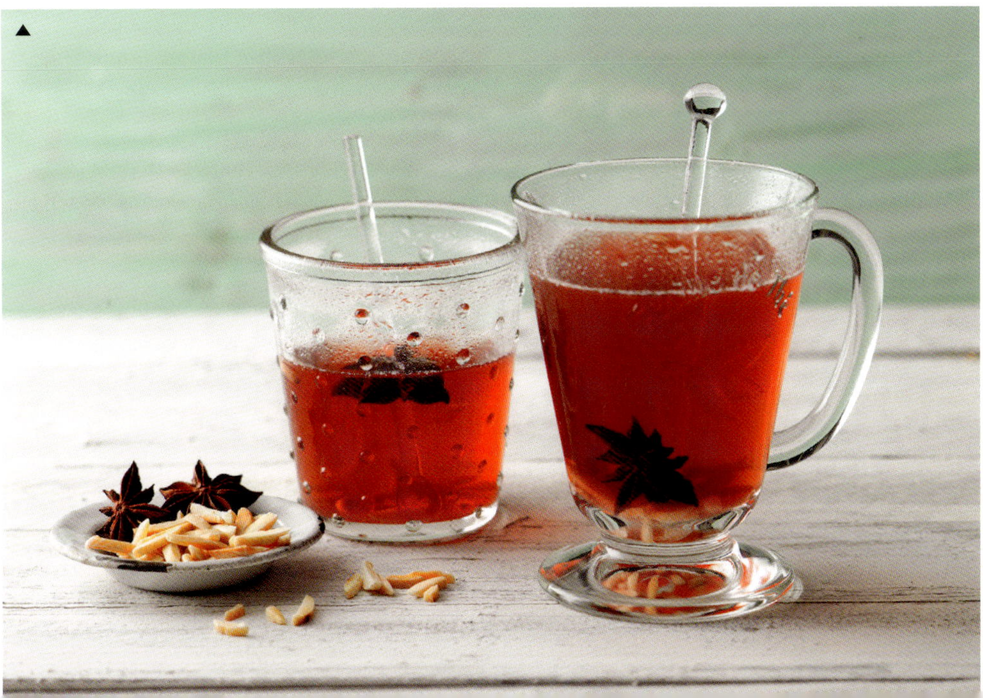

MORINGA-MÖHREN-CUPCAKES

Für den Teig: 150 g Möhren | 1 Stück Ingwer (ca. 2 cm) | 30 g gehackte Mandeln | 140 g Dinkelmehl (Type 630) | 100 g Dinkelvollkornmehl | 2 TL Weinstein-Backpulver | 1 Prise Meersalz | 2 TL Moringablattpulver | 2 Eier (Größe M) | 125 g Rohrohrzucker | 100 ml Rapsöl | 200 ml Buttermilch | Öl oder 12 Papierbackförmchen für ein 12er-Muffinblech
Für das Topping: 200 g Frischkäse | 150 g Magerquark | 2 EL Agavendicksaft | Moringablattpulver zum Bestäuben

Für 12 Stück | 40 Min. Zubereitung (plus 25 Min. Backen)

1 Die Möhren putzen, schälen und fein raspeln. Ingwer schälen und fein reiben. Die Mandeln in einer Pfanne ohne Fett goldbraun rösten und abkühlen lassen.

2 Den Backofen auf 180 °C vorheizen. Die Mulden eines Muffinblechs mit dem Öl einfetten oder mit Papierbackförmchen auslegen. Beide Mehlsorten mit dem Backpulver, Salz, Moringablattpulver, Mandeln, Möhrenraspeln und Ingwer vermischen.

3 Die Eier mit dem Rohrzucker und Öl mit den Quirlen des Handrührgeräts cremig schlagen. Die Buttermilch unterrühren und die Möhren-Mehl-Mischung zügig unterheben. Den Teig in die Muffinmulden füllen und im vorgeheizten Ofen (Mitte) 25 Min. backen. Dann die Muffins herausnehmen, auf einem Kuchengitter abkühlen lassen und aus der Form lösen.

4 Für das Topping den Frischkäse, Quark und Agavendicksaft mit den Quirlen des Handrührgeräts cremig schlagen. In einen Spitzbeutel mit Sterntülle füllen und auf die Küchlein spritzen. Mit etwas Moringapulver bestreut servieren.

MORINGA-SCHOKO-CUPCAKES

150 g Zartbitterschokolade fein hacken, die Hälfte beiseitelegen. Den Rest mit 100 ml Öl in einem kleinen Topf bei milder Hitze unter Rühren schmelzen. Backofen auf 180 °C vorheizen. Mulden eines Muffinblechs einfetten oder mit Papierbackförmchen auslegen. 2 Eier (Größe L), 120 g Rohrohrzucker und 200 ml Milch mit den Quirlen des Handrührgeräts verrühren. 125 g Weizenmehl (Type 550) und 125 g Weizenvollkornmehl mit 2 TL Weinstein-Backpulver, 2 EL Kakaopulver, 1 Prise Salz und 2 TL Moringablattpulver vermischen. Eiermilch und geschmolzene und gehackte Schokolade unter die Mehlmischung rühren, bis ein glatter Teig entstanden ist. In die Mulden füllen und im Ofen (Mitte) 20–25 Min. backen. Küchlein aus dem Ofen nehmen, auf einem Kuchengitter abkühlen lassen, herauslösen und auskühlen lassen. Zum Verzieren 100 g Speisequark mit 1 EL Vanille-Rohrohrzucker glattrühren. 100 g Sahne steif schlagen und unterziehen. In einen Spritzbeutel mit glatter Tülle füllen und auf die Cupcakes spritzen. Mit Moringapulver bestäubt servieren.

APRIKOSEN-MORINGA-KUCHEN

Für den Teig: 150 g Magerquark | 100 ml Rapsöl | 100 ml Milch | 100 g Rohrohrzucker | 1 Ei (Größe M) | 1 TL abgeriebene Schale einer Bio-Zitrone | 1 Prise Salz | 400 g Weizenmehl (Type 550) | 1 Päckchen Weinstein-Backpulver | Mehl | Fett für das Backblech

Für den Belag: 250 g schwarze Johannisbeeren | 800 g Aprikosen | 300 g saure Sahne | 4 Eier (Größe M) | 100 g Rohrohrzucker | 1 Päckchen Bourbon-Vanillezucker | 50 g Mandelstifte | 2 TL abgeriebene Schale einer Bio-Zitrone | 2 gestrichene TL Moringablattpulver

Für 1 Blech (18 Stücke) | 40 Min. Zubereitung (plus 35 Min. Backen)

1 Für den Teig den Quark mit Öl, Milch, Zucker, Ei, Zitronenschale und Salz in eine Schüssel geben und das Ganze mit den Quirlen des Handrührgeräts gut verrühren.

2 Mehl und Backpulver vermischen, auf die Quarkmasse sieben und alles mit den Knethaken des Handrührgeräts zu einem glatten Teig verarbeiten. Die Arbeitsfläche mit Mehl bestreuen, den Teig ausrollen und ein gefettetes Backblech mit den ungefähren Maßen 25 × 40 cm damit auskleiden. Dabei den Teig am Rand etwa 2 cm hochdrücken.

3 Den Backofen auf 200 °C vorheizen. Die Johannisbeeren waschen und verlesen. Die Aprikosen waschen, halbieren, entsteinen und in dicke Spalten schneiden. Für den Guss die saure Sahne mit den Eiern, 50 g Rohrzucker und Vanillezucker verrühren. Die Hälfte davon auf den Teig geben und glattstreichen. Aprikosen und Johannisbeeren darauflegen, restliche Eiermischung darübergießen. Mit den Mandelstiften bestreuen. Im Ofen (Mitte) 35 Min. backen.

4 Inzwischen den übrigen Rohrzucker (50 g) mit der Zitronenschale und dem Moringapulver vermischen. Den fertigen Kuchen aus dem Ofen nehmen, etwas abkühlen lassen, dann mit dem Moringa-Zitronen-Zucker bestreuen. Lauwarm servieren. Dazu passt Schlagsahne.

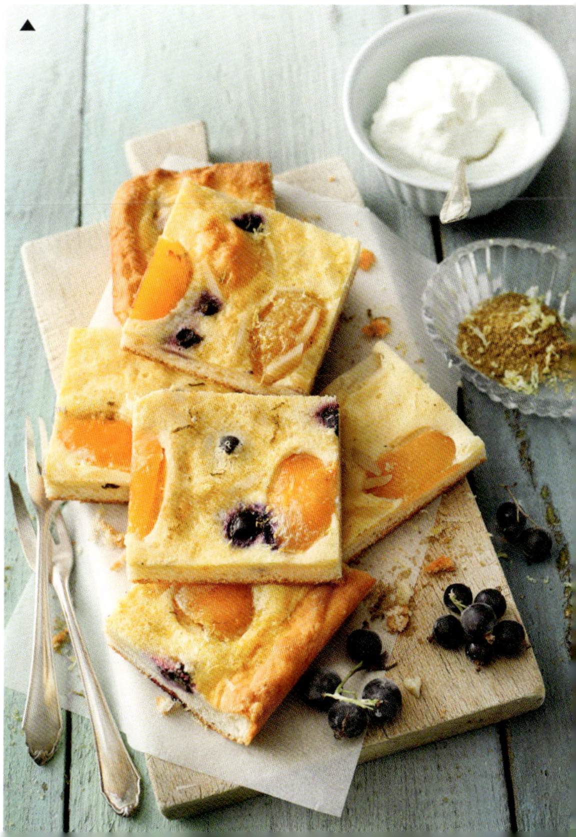

Bücher, die weiterhelfen

Barta, Claus:
Moringa oleifera
Jim Humble Verlag

Bücher aus dem GRÄFE UND UNZER VERLAG

Berg, Prof. Dr. Aloys; Stensitzky, Andrea; König, Prof. Dr. Daniel:
Cholesterin senken mit Wirkstoffen aus der Natur

Betz, Andrea:
Die richtige Ernährung bei Bluthochdruck, Übergewicht, Diabetes, Gicht, Cholesterin

Bopp, Annette; Breitkreuz, Dr. Thomas:
Bluthochdruck senken. Das 3-Typen-Konzept

Dahlke, Ruediger:
Vegan Schlank. Einfach entlasten und fasten

Fritzsche, Doris:
GU Kompass Diabetes. Der Ernährungs-Kompass

Grillparzer, Marion:
Simple Detox. Das 7-Tage-Entgiftungsprogramm

Guth, Dr. Christian; Hickisch, Burkard; Dobrovičová, Martina:
Grüne Smoothies. Vitalstoffpower aus dem Mixer

Heepen, Günther H.:
Das Heilwissen der Hildegard von Bingen. Naturheilmittel, Ernährung und Edelsteine

Heepen, Günther H.:
Hormone natürlich regulieren

Hickisch, Burkhard; Guth, Christian:
Grüne Smoothies. Die gesunde Mini-Mahlzeit aus dem Mixer

Lange, Elisabeth:
Paleo-Diät für Einsteiger

Noll, Andreas; Hemm, Dagmar:
Organbalance. Körper und Seele im Einklang mit den 5 Elementen

Reifenhäuser, Sonja:
Vegane Lebensmittel

Riedl, Dr. med. Matthias:
Diabetes Kochbuch

Sandjon, Chantal-Fleur:
Abnehmen mit Smoothies. Natürlich schlank mit den Power-Drinks

Stüllenberg, Reiner; Drees, Angela:
Burnout naturheilkundlich behandeln

Siewert, Aruna M.:
Pflanzliche Antibiotika. Geheimwaffen aus der Natur

Trökes, Anna:
Yoga Detox-Programme. Entgiften, entspannen, entschleunigen

Vormann, Prof. Dr. Jürgen; Tiedemann, Dr. Klaus:
Die Anti-Alzheimer-Formel. Essen gegen das Vergessen

Wacker, Sabine:
Basenfasten. Sanft entlasten und dauerhaft abnehmen

Wenzel, Melanie:
Meine besten Heilpflanzen-Rezepte für eine gesunde Familie

Wenzel, Melanie:
Schlank mit Kräutern. Meine besten Rezepte zum Abnehmen

Adressen, die weiterhelfen

PRAXIS DER AUTORIN

Naturheilpraxis Melanie Wenzel
Grüngürtelstraße 82
50996 Köln
www.naturheilpraxis-wenzel.de
www.facebook.de/naturheilpraxis.wenzel

HILFSORGANISATIONEN

Mercy Ships Deutschland e.V.
Hüttenstraße 22
87600 Kaufbeuren
Tel.: 08341 966 199 0
www.mercyships.de

Die Moringa-Kindertafel
Wiehl-Hilft e. V.
Am Brandweiher 1
51675 Wiehl
Tel.: 02262 980162
info@wiehl-hilft.de
www.wiehl-hilft.de/Moringa.html

BEZUGSADRESSEN

Alle Zutaten und Utensilien, die Sie für die Rezepte und Anleitungen in diesem Buch benötigen, bekommen Sie im Reformhaus, im Bioladen, in der Apotheke, der Drogerie sowie im Haushaltswarenladen. Wenn Sie aber gerne im Internet stöbern oder keinen geeigneten Laden in der Nähe finden, surfen Sie doch hier einmal vorbei:

www.feelgood-shop.com
Unter dieser Adresse finden Sie den Online-Shop der Autorin. Hier können Sie Moringapulver, -öl und -kapseln in absoluter Spitzenqualität bestellen.

www.kraeuter-und-duftpflanzen.de
Hier können Sie Moringasamen bestellen, mit denen Sie sich zum Beispiel einen eigenen Moringabaum ziehen können.

www.meinekosmetik.de
Hier bekommen Sie alle Grundrohstoffe, die Sie brauchen, um eine Hautcreme selbst herstellen zu können, und nützliche Utensilien wie Thermometer, kleine Trichter, Flaschen, Salbendöschen. Außerdem finden Sie hier viele Zutaten – von Alkohol über Pflanzenöle bis zu Kräutern.

SCHWEIZ

www.bioprophyl.ch
Hier können Sie neben Moringapulver auch Tee, Öl und Presslinge in Bio-zertifizierter Qualität bestellen.

ÖSTERREICH

www.veganpower.at
Hier erhalten Sie Bio-Moringablattpulver und Bio-Moringatee in höchster Qualität.

Sachregister

Rezeptregister

A

B

F/G

H

J/K

M

O/P

R/S

T/W

Wichtiger Hinweis

Die Gedanken, Methoden und Anregungen in diesem Buch stellen die Meinung bzw. Erfahrung der Verfasser dar. Sie wurden von den Autoren nach bestem Wissen erstellt und mit größtmöglicher Sorgfalt geprüft. Sie bieten jedoch keinen Ersatz für persönlichen kompetenten medizinischen Rat. Jede Leserin, jeder Leser ist für das eigene Tun und Lassen auch weiterhin selbst verantwortlich. Weder Autoren noch Verlag können für eventuelle Nachteile oder Schäden, die aus den im Buch gegebenen praktischen Hinweisen resultieren, eine Haftung übernehmen.

Dank

Für Nanz und Marcus – wie wunderschön, wenn die Familie auch die besten Freunde sind.

Impressum

Projektleitung: Marline Ernzer
Rezepte: Martina Kittler
Lektorat: Ann-Kathrin Kunz
Bildredaktion: Julia Fell, Nadia Gasmi
Umschlaggestaltung und Layout: independent Medien-Design, Horst Moser, München
Herstellung: Martina Koralewska
Satz: Christopher Hammond
Reproduktion: medienprinzen GmbH, München
Druck und Bindung: Schreckhase, Spangenberg
Printed in Germany

ISBN 978-3-8338-4129-3
1. Auflage 2015

GRÄFE UND UNZER

Ein Unternehmen der
GANSKE VERLAGSGRUPPE

Bildnachweis

Rezeptfotos: Kramp + Gölling, Hamburg

Illustrationen: Claudia Lieb, München

Weitere Fotos: akg-images: S. 45; Astrid Obert: S. 4, 22, 23, 25, 55-58, Außenklappe (hi.); Corbis: S. 31; Fotolia: S. 10 (re.), 11 (o.), 17, 24, Außenklappe (vo.), Innenklappe (hi. li.o., re.), U4; Gallery Stock: Innenklappe (vo.); Getty Images: S. 32; Kramp + Gölling: S. 5, 8, 10 (li.), 11 (u.), 14, 19, 50, Cover; Mercy Ships: 47, 48; Photoshot: S. 6; Plainpicture: 33, 41, 43, 46; Shutterstock: S. 4, 13, 40; Stockfood: Innenklappe (hi. li.u.); Stocksy: S. 25-28, 36; Your Photo Today: S. 52

Syndication: www.jalag-syndication.de

Umwelthinweis

Dieses Buch wurde auf PEFC-zertifiziertem Papier aus nachhaltiger Waldwirtschaft gedruckt.

QUALITÄTS GU GARANTIE

Liebe Leserin, lieber Leser,

haben wir Ihre Erwartungen erfüllt? Sind Sie mit diesem Buch zufrieden? Haben Sie weitere Fragen zu diesem Thema? Wir freuen uns auf Ihre Rückmeldung, auf Lob, Kritik und Anregungen, damit wir für Sie immer besser werden können.

GRÄFE UND UNZER Verlag
Leserservice
Postfach 86 03 13
81630 München
E-Mail:
leserservice@graefe-und-unzer.de

Telefon: 00800 / 72 37 33 33*
Telefax: 00800 / 50 12 05 44*
Mo–Do: 8.00–18.00 Uhr
Fr: 8.00–16.00 Uhr
(gebührenfrei in D, A, CH)*

Ihr GRÄFE UND UNZER Verlag
Der erste Ratgeberverlag – seit 1722.

Die GU-Homepage finden Sie unter www.gu.de

www.facebook.com/gu.verlag